Icterus Neonatorum (inclus. I. n. gravis.)

und

Gallenfarbstoffsekretion beim Foetus und Neugeborenen

Quantitative (spektrophotometrische) Studien
über das Verhalten des Gallenfarbstoffes im fötalen und im
Neugeborenenorganismus

Von

Arvo Ylppö (Helsingfors)

Akademische Abhandlung
zur Erlangung der Doktorwürde der
medizinischen Fakultät an der Universität zu Helsingfors

Offizielle Verteidigung am 6. Dezember 1913

(Sonderabdruck aus der Zeitschrift für Kinderheilkunde
Orig. **9**, 208, 1913)

Springer-Verlag Berlin Heidelberg GmbH

1913

ISBN 978-3-662-23492-1   ISBN 978-3-662-25562-9 (eBook)
DOI 10.1007/978-3-662-25562-9

Inhaltsverzeichnis.

Einleitung[1], Geschichtliches:

Groß ist die Anzahl derjenigen Untersuchungen, die den Icterus neonatorum als Gegenstand gehabt haben! Viele Theorien hat man über seine Entstehung aufgestellt, aber die Frage ist immer noch offen und viel umstritten. Wenn ich hier versuche, einen Überblick über diese verschiedenen Theorien zu geben, so gelingt es am besten, wenn man sie nicht chronologisch, sondern in folgende Gruppen geteilt betrachtet:

1. rein hepatogene;
2. rein hämatogene und
3. hämatohepatogene Theorien.

1. Rein hepatogene Theorien.

A. Ein Teil dieser Theorien sieht die Ursache des Icterus neonatorum in mechanischer Hemmung des Gallenabflusses durch direkte Hindernisse in den Gallengängen selbst. Virchow[2] z. B. führt den Icterus neonatorum auf eine katarrhalische Schwellung oder auf eine Verstopfung des Ductus choledochus zurück. Icterus neonatorum und Icterus catarrhalis beim Erwachsenen waren ihm analoge Erscheinungen. Solche Schwellung und Schleimpfröpfe haben spätere Autoren bei der Sektion sehr selten beim Neugeborenen gefunden. Skormin[3] hat bei einem 14 Tage alten, wenige Tage nach der Geburt ikterisch gewordenen Kinde, und Raudnitz[4] bei einem 4 Tage alten ikterischen Kinde ähnliche katarrhalische Veränderungen gefunden. Quisling[5] wiederum beschreibt einen Fall, wo er bei einem 3 Tage alten Kinde im Ductus choledochus einige ungefärbte, stecknadelkopfgroße Schleimklumpen und dazwischen etwas klebrige, hellgelbe Flüssigkeit gefunden hat. Diese kleinen Schleimklumpen haben nach ihm die Veranlassung zur Retention und Resorption der Galle gegeben und dadurch den

---

[1] Über dasselbe Thema habe ich bereits auf der 85. Versammlung Deutscher Naturforscher und Ärzte (Sektion für Kinderheilkunde) in Wien 21. IX. 1913 zusammenfassend berichtet.

[2] Virchow, Gesammelte Abhandlungen S. 858. 1856 (siehe auch S. 850).

[3] Skormin, Jahrb. f. Kinderheilk. **56**, S. 176. 1902.

[4] Raudnitz, Prager med. Wochenschr. 1884, Nr. 11 (zit. nach Unger, Zeitschr. f. Kinderheilk. **5**, S. 312. 1912).

[5] Quisling, Archiv f. Kinderheilk. **17**, S. 32. 1894.

Icterus neonatorum bedingt. Quisling ist der erste, der es versucht hat, durch klinische Beobachtungen bei Neugeborenen diese Ansicht von Virchow zu stützen. Er hat bei den ikterischen Kindern öfters dyspeptische, schleimige Stühle gefunden, was beim Neugeborenen auf Ungewohnheit des Verdauungskanals zur Verdauungsarbeit beruhe. Es entstehe dadurch eine physiologische Hyperämie der Schleimhäute, die bisweilen (bei ikterischen Kindern) zur Schwellung und zum Katarrh der Schleimhaut des Ductus choledochus führen könnte. Ganz in diesem Sinne denkt auch Opitz[1]) die Entstehung des Icterus neonatorum. Durch klinische und statistische Untersuchungen glaubt er festgestellt zu haben, daß Knaben, die nach ihm im allgemeinen mehr in den ersten Tagen trinken als Mädchen, auch öfters und schwerer ikterisch werden.

Interessant ist weiterhin eine Behauptung von Quisling. Er glaubt nämlich, daß der Icterus neonatorum häufiger in Anstalten als in Privathäusern vorkäme, und dieser Umstand deutete nach ihm darauf hin, daß neben physiologischer Hyperämie auch bakterielle Faktoren eine Rolle bei der Entstehung der Schwellung in der Gallengangsschleimhaut mitspielen können. Czerny und Keller[2]) haben die Ansicht von Quisling weiter entwickelt, indem sie in bakteriellen Faktoren die Grundursache sehen. Sie bringen den Icterus neonatorum direkt in Zusammenhang mit pathogenen enteralen Infektionen. Sie weisen zunächst darauf hin, daß es willkürlich erscheint, die schweren Formen von Icterus neonatorum, die in einer kleinen Anzahl von Fällen auftreten und einen malignen Verlauf nehmen, als Icterus neonatorum gravis von der großen Mehrzahl der gutartigen Fälle von Icterus neonatorum abzutrennen. Es existiert nach Czerny und Keller ein Parallelgehen von Icterus neonatorum mit mannigfaltigen Infektionen der Wöchnerinnen. Zu gleicher Zeit, wenn die Infektionen bei Wöchnerinnen sich häufen, tritt auch der Icterus neonatorum gehäuft auf. „Es gab wahrscheinlich Zeiten, wo in Entbindungsanstalten fast jeder Neugeborene einen Ikterus durchzumachen hatte. Mit der Besserung der antiseptischen Verhältnisse und mit dem dadurch bedingten Absinken der Infektionsmöglichkeiten hat auch ohne Erkenntnis der Ursache des Icterus neonatorum dieser an Häufigkeit abgenommen"; und sie „zweifeln nicht daran, daß bei idealen antiseptischen Verhältnissen nicht nur

---

[1]) Opitz, Med. Klin. 1911, Nr. 39, S. 1484.
[2]) Czerny-Keller, Des Kindes Ernährung. II. S. 204. (Kapitel 10.) Jahr 1909.

bei den Wöchnerinnen, sondern auch bei den Neugeborenen der Icterus neonatorum immer seltener werden wird".

Durch die Angabe Czerny - Kellers vom Parallelgehen des Icterus neonatorum mit Infektionen bei den Wöchnerinnen ist die infektiöse Natur des Icterus neonatorum im Sinne einer pathogenen enteralen Infektion keineswegs bewiesen; den Beweis dafür könnten klinische Beobachtungen und bakteriologische Untersuchungen erbringen.

Unger[1]), der Autor der letzten größeren Arbeiten über den Icterus neonatorum, hat 782 Neugeborene an der II. Frauenklinik in Wien klinisch beobachtet, und er hat in der Tat den Icterus neonatorum nur in 20,2% vorkommen sehen; „fast alle diese Kinder zeigten auch dyspeptische und enteritische Erscheinungen". Damit sieht Unger den fehlenden klinischen Beweis für die Ansicht von Czerny und Keller erbracht.

Neben Forschern, die den Icterus neonatorum als Folge einer enteralen Infektion betrachten, gibt es noch eine andere Gruppe, die den Icterus neonatorum als Ausdruck einer Äußerung von pyämischen oder septischen Infektionen ansehen. Schon vor Czerny - Keller hat Epstein[2]) in einer monographischen Studie und in letzter Zeit Abrami[3]) diese Ansicht vertreten.

Weiterhin gibt es Autoren, die den Icterus neonatorum auch auf eine Gallenstauung zurückführen, die aber jegliche katarrhalische Veränderungen in Abrede stellen. Cruse[4]) z. B. glaubt, daß die Gallengänge durch Desquamation, durch abgestoßene Epithelien der Gallengangschleimhaut verstopft werden; Kehrer[5]) wieder meint, daß das Endstück des Ductus choledochus zu eng wäre und die nach der Geburt reichlich gebildete Galle deswegen nicht rasch genug ausgeschieden werden könnte. Und zuletzt Birch-Hirschfeld[6]). Er fand, gestützt auf 600 Sektionen, bei jungen an verschiedenen Erkrankungen verstorbenen Kindern Ödem der Capsula Glissoni (= im periportalen Bindegewebe), das eine Kompression der großen Gallengänge bewirken

---

[1]) Unger, Beiträge zur Pathologie und Klinik der Neugeborenen. Zeitschr. f. Kinderheilk. Orig. **5**, S. 312. 1912.

[2]) Epstein, Volkmanns Sammlung klinischer Vorträge Nr. 180. 1880.

[3]) P. Abrami, Les ictères infectieux d'origine septicémique et l'infection descendante des voies biliaires. Thèse Paris 1910.

[4]) Cruse, Archiv f. Kinderheilk. **1**, S. 353. 1880.

[5]) Kehrer, Österreichisches Jahrbuch für Pädiatrik 1871, S. 71.

[6]) Birch - Hirschfeld, Virchows Archiv **87**, S. 1ff. 1882.

sollte; daher die Gallenstauung beim Icterus neonatorum. Cohnheim[1]) aber hat an den Leichen ikterischer Kinder diesen Befund nicht bestätigen können.

Nach einer großen Anzahl von Autoren spielen bei der Entstehung des Icterus neonatorum Zirkulationsstörungen und -veränderungen, die mit dem Beginn des extrauterinen Lebens einsetzen, die Hauptrolle. Frerichs[2]) behauptet, daß nach dem Ausfall des Blutzuflusses von seiten der Nabelvene in die Pfortader eine verminderte Spannung und ein negativer Druck in den Blutcapillaren der Leber entstehen. Das Übergehen von Gallenfarbstoff ins Blut werde auf diese Weise ermöglicht. Weber[3]) und Wermel[4]) glauben wieder, daß unmittelbar nach der Geburt eine venöse Stauung in der Leber entsteht; die kleinen Gallencapillaren werden komprimiert, die Leberzellen sezernieren aber weiter Galle, die dann in die Blutbahnen übergehen muß.

B. Die andere Gruppe von Vertretern rein hepatogener Theorien nimmt an, daß der Übergang von Galle ins Blut nicht auf groben mechanischen Hindernissen für den Gallenabfluß beruht, sondern auf feineren der Geburt folgenden Störungen in der normalen Leberzellentätigkeit.

Bassi[5]) und Chauffard[6]) sind die ersten, die sich für eine funktionelle Störung der Leberzelle beim Ikterus überhaupt ausgesprochen haben. Minkowski[7]) aber hat diesem Gedanken eine feste Form gegeben und ihn weiter entwickelt. Nach ihm entsteht Ikterus entweder per stasin oder per diapedesin. Letztere Ikterusformen kommen durch eine Störung der sekretorischen Tätigkeit der Leberzellen zustande. Die Störung besteht darin, daß die Leber ihre mannigfaltigen Funktionen in jeder Hinsicht nicht mehr erfüllen kann. Der Gallenfarbstoff z. B. geht nicht nur in die Gallencapillaren, sondern auch ins Blut über. Diese Funktionsstörung der Leberzellen vergleicht er mit dem Verhalten der Nierenzellen bei der Albuminurie.

---

[1]) A. Cohnheim, zit. nach Unger, l. c.

[2]) Frerichs, Klinik der Leberkrankheiten. I, S. 198. 1858.

[3]) Weber, Beiträge zur pathologischen Anatomie des Neugeborenen. Kiel 1854.

[4]) Wermel, Inaug.-Diss. Moskau 1898 (russisch); ref. in Jahrb. f. Kinderheilk. **46**, S. 461 und in Archiv f. Kinderheilk. **26**, S. 104.

[5]) Bassi, Bulletins per le scienze mediche. Bologna **22**. 1888. Zit. nach E. Pick: Wiener klin. Wochenschr. 1894, S. 478.

[6]) Chauffard, Traité de médecine **3**; zit. nach E. Pick.

[7]) Minkowski, Ergebnisse der allgem. Pathologie (Lubarsch-Ostertag) 1895, S. 705.

E. Pick[1]) ist der erste, der den Icterus neonatorum von diesem „funktionellen" Standpunkt aus erklären wollte. Er führt den Icterus neonatorum, wie alle anderen Ikterusformen, bei denen keine Gallenstauung nachweisbar ist, auf eine Sekretionsanomalie = Paracholie zurück, derzufolge die Galle anstatt nur in die Gallencapillaren auch in die Lymphspalten abgegeben wird. Diese Paracholie hat beim Icterus neonatorum ihre Ursache in den im Neugeborenenblute kreisenden Bakteriengiften. „Mit der Nahrung gelangen Bakterien in den Darm, sie siedeln sich hier an und die von ihnen gebildeten Toxine strömen der Leber zu, die zum ersten Male ihre schädigenden Wirkungen zu ertragen hat. Durch die Nahrungsaufnahme werden aber auch die Anforderungen an die sekretorischen Funktionen der Leber, die während des intrauterinen Lebens nur beschränkt waren, außerordentlich erhöht und dadurch die Empfindlichkeit der Leberzellen gegen Schädigungen gesteigert".

Abramow[2]) hat in seinen histologischen Untersuchungen in der Leber der Neugeborenen keine Zeichen von Stauung, auch keine Risse im Sinne von Eppinger[3]) in den feineren Gallencapillaren gefunden, und er sieht sich gezwungen, für die funktionelle Natur des Icterus neonatorum einzutreten. Seine Erklärung ist kurz gesagt folgende: Die Blutcapillaren in der Leber des Neugeborenen sind überfüllt, es ist also reichlich Material zur Gallenfarbstoffbildung vorhanden. Die Leberzellen vermögen eine Zeitlang neue Galle reichlich zu bilden, der Exkretionsdruck wird aber dabei allmählich herabgesetzt. Die Folge von verringerter Absonderungsenergie bei fortdauernder Sekretion ist die, daß Galle ins Blut übergeht = asthenische Polycholie. „Was die Herabsetzung der Exkretionsenergie betrifft, so müssen wir", sagt Abramow, „ihre Ursachen in der Ungewohntheit der Leberzellen des Neugeborenen zur Arbeit erblicken."

Auch Knöpfelmacher[4]) versucht den Icterus neonatorum auf eine Funktionsstörung der normalen Leberzellentätigkeit zurückzuführen. Seine Erklärungsweise fällt im Prinzip zusammen mit der von Abramow. Bei beiden handelt es sich hierbei um einen allzu schwachen Exkretionsdruck, wodurch Galle bei fortgesetzter Sekretion in die Blutbahn übergehen muß.

---

1) E. Pick, Wiener klin. Wochenschr. 1894, S. 478.
2) Abramow, Virchows Archiv 181, S. 201.
3) Eppinger, Hans, Der Ikterus in Ergebnisse der Inneren Medizin u. Kinderheilk. 1, S. 107. 1908.
4) Knöpfelmacher. Jahrb. f. Kinderheilk. 67, S. 36. 1908.

Knöpfelmacher hat bei totgeborenen Kindern eine relativ hohe, bei den Kindern in den ersten Lebenstagen zumeist eine etwas niedrigere Viscosität gefunden und er bringt diese erhöhte Viscosität mit der Entstehung des Icterus neonatorum in Zusammenhang. Die Leberzellen der Neugeborenen müssen nun, weil sich bei der Geburt in den Gallencapillaren Galle von hoher Vicsosität befindet, einen größeren Sekretionsdruck aufbringen, um die neugebildete, dünnflüssige Galle in die Gallencapillaren pressen zu können. Vermögen die Zellen nicht diesen Druck aufzubringen, und dauert die Gallensekretion weiter an, so muß Galle gegen die Blut- und Lymphgefäße, wo ein niedrigerer Druck herrscht, abfließen. Nun ist die Gallensekretion unmittelbar nach der Geburt infolge der durch den Geburtsakt verursachten Hyperämie der Leber, die eine reichliche Gallenbildung bedingt, erheblich gesteigert. Mit der Nahrungszufuhr setzt dann eine lebhafte Peristaltik ein, es werden mehr Gallensäuren aus dem Darmkanal resorbiert und dies trägt noch zur Steigerung der Gallensekretion bei. „Die Leberzellen der Neugeborenen vermögen in den ersten Lebenstagen die Mehrarbeit einer erhöhten Gallenproduktion zu leisten, vermögen aber nicht, den notwendigen Sekretionsdruck aufzubringen, um die Galle in den mit zäher Galle überfüllten Gallencapillaren genügend rasch fortzubewegen“, und hier liegt die Ursache zur Entstehung des Icterus neonatorum.

In diesem Sinne hat auch Hess[1]) vor kurzem die Ätiologie des Icterus neonatorum erklärt. Es ist ihm nicht gelungen, mit Hilfe seines Duodenalkatheters Galle in den ersten 12 Stunden bei Neugeborenen nachzuweisen und daraus zieht er den Schluß, daß bei Neugeborenen eine mangelhafte Korrelation zwischen Gallensekretion und Gallenexkretion existiere, und daß der Icterus neonatorum darauf zurückzuführen sei.

Pacchioni[2]) hat zuletzt eine Erklärung gegeben, die einen vollständigen Gegensatz zur Auffassung von Knöpfelmacher (bezüglich der Beschaffenheit der Galle beim Neugeborenen) bildet. Nach ihm beruht der Icterus neonatorum auf einem allzu raschen Wasserverlust bei Neugeborenen. Alle Körpersäfte, auch die Galle, werden in den ersten Tagen eingedickt, und diese später entstandene, dickflüssige Galle verhindert den normalen Gallenabfluß und bedingt den Übergang von Galle ins Blut.

---

[1]) Hess, A Study of Icterus neonatorum by Means of the Duodenalcatheter. Amer. Journ. of diseases of children 1912, p. 304—314.

[2]) D. Pacchioni, Rivista di clinica pediatr. **9**, S. 333. 1911.

2. Hämatogene Theorien.

Die Vertreter der rein hämatogenen Theorien über die Entstehung des Icterus neonatorum sind weniger zahlreich geworden, seitdem Minkowski und Naunyn[1]) und manche andere, zuletzt Mc Nee[2]) bei entleberten Gänsen, die mit verschiedenen sog. Blutgiften (Arsenwasserstoff u. a. vergiftet waren,) den Beweis erbracht haben, daß „Ohne Leber kein Ikterus".

Leuret[3]) und Moussous[4]) sind eigentlich die einzigen, die noch in den letzten Jahren den Icterus neonatorum für einen reinen hämolytischen Ikterus halten. Nach Leuret zeigen überhaupt alle Erythrocyten des Neugeborenen und besonders eine Art von jungen, verfrüht in die Blutbahnen gekommenen Erythrocyten, sog. Hématies granuleuses, [Leuret und Sabrazès[5])] eine verminderte Resistenz und infolgedessen eine große Fragilität. Nach der Geburt findet nun beim Neugeborenen eine Abkühlung der Haut statt. Die Erythrocyten zerfallen aber dabei leicht, es entsteht in den Hautcapillaren eine Hämolyse („Kältehämoglobinämie") und das gelöste Hämoglobin wird weiterhin in einen unbekannten gelben Farbstoff umgewandelt, der dann den Ikterus bedingt. Diese Behauptungen von Leuret haben in Frankreich eine große Reihe von Untersuchungen über den Icterus neonatorum hervorgerufen, die alle einstimmig seine Behauptungen, soweit sie die Entstehung des Icterus neonatorum durch einen unbekannten Farbstoff ohne Vermittelung der Leber betreffen, widerlegen. Ein Teil der Autoren will jedoch die Leuretschen Befunde bezüglich der abnormen Fragilität der roten Blutkörperchen bestätigen, wie wir bei der Besprechung der

3. Hämatohepatogenen Theorien

sehen werden. Als Grundlage für alle hämatohepatogenen Theorien gilt die Behauptung, daß die ikterischen Kinder einen gesteigerten Zerfall von roten Blutkörperchen im Vergleich zu nichtikterischen Kindern zeigen. Dadurch bekommt die Leber allzu reichlich Material

---

1) Minkowski und Naunyn, Archiv f. experim. Pathol. u. Pharmakol. **21**, S. 1.

2) McNee, Med. Klin. 1913, Nr. 28, S. 1125.

3) Leuret, Etude sur quelques cas d'ictère des nouveau-nés. Thèse Bordeaux 1904.

4) Moussous, Province médicale 1908, Nr. 20, S. 227.

5) Leuret et Sabrazès, Hématies granuleuses et polychromatophilie dans l'ictère des nouveau-nés. Gazett. hebd. des scienc. méd. de Bordeaux 1908, Nr. 11, S. 123. Ref. in Archiv. de méd. des enfants **12**, S. 142. 1909.

zur Gallenfarbstoffbildung. Die gallenfarbstoffreiche Galle ist aber dickflüssig, die Leber kann sie deswegen nicht bewältigen, und läßt einen Teil von Galle ins Blut übergehen = Ikterus durch Pleiochromie im Sinne Stadelmanns[1]).

Den vermehrten Blutzerfall bei den ikterischen Kindern versucht Violet[2]) auf folgende Weise zu erklären: bei der Geburt geht aus der Placenta und Nabelschnur zuviel Blut in die Gefäße des Neugeborenen. Das Bestreben des Organismus von Neugeborenen, sich so schnell wie möglich von diesem überflüssigen Blut zu befreien, führt dann zum vermehrten Blutzerfall und zum Ikterus. Hofmeier[3]) ist der Meinung, daß die ungenügende Nahrungszufuhr in den ersten Tagen die Grundursache zum vermehrten Blutzerfall ist; die Neugeborenen müssen im Hungerzustand ihr eigenes Eiweiß verbrauchen, in erster Linie zirku lierendes Eiweiß, darunter rote Blutkörperchen.

Silbermann[4]) und Heimann[5]) versuchen durch Blutkörperchenzählung die Annahme von Hofmeier zu stützen. Sie fanden auch bei den ikterischen Kindern eine Verminderung des Hämoglobins und der Anzahl von roten Blutkörperchen. Knöpfelmacher[6]) aber konnte in ähnlichen Untersuchungen keinen Unterschied zwischen ikterischen und nicht ikterischen Kindern konstatieren.

Chatala und Daunay[7]) haben bei ikterischen Neugeborenen eine Resistenzverminderung gegen hypotonische Kochsalzlösungen gefunden und auch reichlich die oben erwähnte „Hématies granuleuses". In sehr vielen Nachprüfungen [Mensi[8]), Schlingenberg[9]), Gorter-Hannema[10]) u. a.] ist dies nicht bestätigt worden. Schlingenberg hat im Gegenteil bei ikterischen Kindern eine etwas erhöhte Resistenz in den ersten Tagen festgestellt, und er führt sie auf Vorhandensein von Galle im Blut zurück.

---

[1]) Stadelmann, Der Ikterus. Stuttgart 1891.
[2]) Violet, Inaug.-Diss. Berlin 1880.
[3]) Hofmeier, Zeitschr. f. Geburtsh. u. Gynäkol. **8**, S. 287. 1882.
[4]) Silbermann, Archiv f. Kinderheilk. **8**, S. 401. 1887.
[5]) Heimann, Zeitschr. f. Geburtsh. u. Gynäkol. **69**, S. 165. 1911.
[6]) Knöpfelmacher, Wiener klin. Wochenschr. 1896, Nr. 43.
[7]) Cathela und Daunay, L'Obstétrique 1908 und **14**, S. 146. 1909.
[8]) Mensi, Rivista di clinica pediatr. **8**, S. 279. 1910.
[9]) Schlingenberg, Ned. Tijdschr. v. Geneesk. **2**, S. 1593. 1910. Ref. in Jahrb. f. Kinderheilk. **73**, S. 362. 1911.
[10]) Gorter-Hannema, Briefliche Mitteilung, die Arbeit noch nicht veröffentlicht (holländisch).

Vor kurzem hat Maliwa[1]) eine Arbeit über Icterus neonatorum veröffentlicht, in der er den Ikterus auch auf vermehrten Zerfall von roten Blutkörperchen zurückführt. Er hat im Blute bei Neugeborenen, die ikterisch wurden, über 2% von „Hématies granuleuses" gefunden, während bei anderen Neugeborenen nur Werte unterhalb 2% vorkamen. Dieser kleine Überschuß von „Hématies granuleuses" sollte nach Maliwa die Entstehung des Icterus neonatorum erklären.

Außer diesen Theorien, die alle eine einheitliche Ätiologie für den klinisch einheitlich verlaufenden Icterus neonatorum anerkennen, gibt es noch einige, nach denen der Icterus neonatorum mehreren, verschiedenartigen, ätiologischen Momenten seine Entstehung verdankt.

Schon Skormin[2]) hat diese Ansicht vertreten; aber erst in den letzten Jahren hat diese Betrachtungsweise, vor allem in Frankreich, mehrere Vertreter gefunden, z. B. Gosselin[3]), Besson[4]) und zuletzt Morize[5]), der ein interessantes Einteilungsprinzip für den Icterus neonatorum angegeben hat.

Nach Morize beruht der gewöhnliche Icterus neonatorum:

A. Auf verschiedenen Blutkrankheiten:

1. auf abnormer Fragilität der roten Blutkörperchen; in diesen Fällen findet man immer eine Resistenzverminderung der Erythrocyten.

2. Auf Vorhandensein von Hämolysinen im Blute des Neugeborenen. In diesen Fällen ist die Resistenz normal, die im Blute kreisenden Hämolysinen erklären den abnormen Zerfall von roten Blutkörperchen.

B. Auf Erkrankungen der Leber und der Gallenwege.

Die Erkrankungen äußern sich in Form von Hepatitis, die nie primär ist, sondern eine sekundäre Folgeerscheinung von einer leichten Septicämie.

Diese schöne Einteilung ist vollkommen willkürlich, beruht nicht auf eigenen Untersuchungen, sondern ist ein Versuch, die verschiedenen miteinander im Widerspruch stehenden Ansichten zu vereinigen.

---

[1]) Maliwa, Med. Klin. 1913, S. 298, Heft 8.
[2]) Skormin, l. c.
[3]) Gosselin, Les Ictères des Nouveau-Nés. Lille 1907.
[4]) Besson, Léon, Contribution à l'étude des ictères de la première l'enfance. Thèse. Montpellier 1909.
[5]) E. Morize, Les ictères du nouveau-né. Thèse. Paris 1911.

Und endlich die Theorie von Quincke[1]), die ganz abseits von den anderen Theorien steht, indem sie weder der Leber, noch einem abnormen Blutzerfall eine besondere Rolle bei der Entstehung des Icterus neonatorum zuschreibt.

Die Quinckesche Erklärung ist etwas folgende: Aus dem Darminhalt resp. Meconium, das sehr gallenfarbstoffreich wäre, wird bei normaler Lebertätigkeit Gallenfarbstoff resorbiert, und ein Teil von resorbiertem Gallenfarbstoff gelangt durch den offenen Ductus venosus Arantii, ohne die Leber zu passieren, in den allgemeinen Kreislauf. Nach der Geburt wird mehr Galle abgesondert und die Gewebe werden mit Gallenfarbstoff imprägniert. Der Foetus bekommt keinen Ikterus, weil die Gallensekretion bei ihm gering ist, und weil durch einen beständigen Blutaustausch zwischen Mutter und Foetus die Anhäufung von Gallenfarbstoff im fötalen Blute verhindert wird.

Diese Theorie, die auf keinen experimentellen Tatsachen, ausgenommen einige Messungen über die Weite des Ductus venosus Arantii beim Foetus, sondern auf hypothetischen Voraussetzungen beruht, hat eine ziemlich große Anerkennung gefunden, Heubner[2]) z. B. hält sie für die plausibelste von allen Theorien über den Icterus neonatorum. Wir werden später sehen, daß die Voraussetzungen von Quincke sich durch verschiedene experimentelle Tatsachen als unbegründet erweisen. An dieser Stelle wollen wir noch nicht in eine nähere Kritik der Quinckeschen, ebenso wie der anderen Theorien eingehen; erst wenn wir über unsere eigenen Experimente berichtet haben, kehren wir zu ihnen zurück.

Hiermit sind wohl schon die wichtigsten Theorien, die man über die Entstehung des Icterus neonatorum aufgestellt hat, besprochen worden! Die Erklärungen sind manchmal sehr kompliziert und, wie wir gesehen haben, voll von Widersprüchen untereinander. Lassen wir aber zunächst die Quinckesche und Leuretsche Theorie unberücksichtigt, so können wir doch ein gemeinsames Moment in allen diesen Theorien finden: sie alle führen den Icterus neonatorum auf Störungen in der normalen Leberzellentätigkeit, auf Störungen, die mit oder nach der Geburt entstehen, zurück; darüber hinaus gibt's keine Einigkeit mehr.

Dies betone ich hier besonders, indem ich zu meinen eigenen Untersuchungen übergehe.

---

1) Quincke, Archiv f. experim. Pathol. u. Pharmakol. **19**, S. 34—38. 1885.
2) Heubner, Lehrb. d. Kinderheilk. **1**, S. 103. 1911.

Spezieller Teil.

Die Fragestellungen.

Das Gelbwerden der Haut ist das Wesentlichste beim Icterus neonatorum. Durch die oben erwähnten Versuche von Minkowski und Naunyn u. a. (l. c.) weiß man, daß der Ikterus nur durch die Leber, durch Durchtränkung von Geweben mit Gallenfarbstoff bedingt sein kann. Es fiel mir auf, daß man in den bisherigen Untersuchungen über den Icterus neonatorum dem Gallenfarbstoff selbst sehr wenig Aufmerksamkeit geschenkt hatte, trotzdem beinahe alle Autoren Gedanken über die Gallenfarbstoffsekretion ausgesprochen haben.

Man hat bisher versucht, durch Blutkörperchenzählungen, Resistenzprüfungen usw. auf indirektem Wege Schlüsse über die Gallenfarbstoffbildung bei ikterischen und nichtikterischen Neugeborenen zu ziehen. Man ist aber dabei, wie wir in der Einleitung gesehen haben, zu sehr widersprechenden Resultaten gekommen. Dies ist auch ganz klar, wenn wir denken, daß es im Leben keine andere Periode gibt, in der in kurzer Zeit das Gewicht des Menschen so große prozentuelle Schwankungen zeigt, als in den ersten Tagen nach der Geburt. Rott[1]) hat durch refraktometrische Bestimmungen den Beweis erbracht, daß die Gesamtblutmenge beim Neugeborenen die gleichen Schwankungen zeigt. Es ist demnach unmöglich, die Blutkörperchenzählungen bei Neugeborenen ohne weiteres miteinander zu vergleichen und daraus irgendwelche Schlüsse zu ziehen.

Ich wollte den direkten Weg einschlagen und stellte mir deswegen anfangs die Aufgabe: das Verhalten des Gallenfarbstoffs selbst im Organismus des Neugeborenen zu untersuchen. Meine Aufgabe habe ich dann durch folgende Untersuchungsserien zu lösen versucht:

1. Durch quantitative Bestimmungen der Gesamtausscheidung vom Gallenfarbstoff im Stuhl und Urin bei ikterischen und nichtikterischen Neugeborenen in den ersten 13 Tagen.

2. Durch quantitative, systematische Bestimmungen des Gallenfarbstoffes im Blute ikterischer und nichtikterischer Neugeborener

---

[1]) Rott, Zeitschr. f. Kinderheilk. 1, S. 43. 1911.

vom Geburtsmoment an bis zum Ablauf des Ikterus, ev. bis zum Ende der zweiten Lebenswoche.

Durch die erste Untersuchungsreihe hoffte ich Klarheit in die Frage zu bringen, ob bei den ikterischen Neugeborenen in den ersten Tagen eine abnorm reichliche Gallenfarbstoffsekretion als Ausdruck von einem abnorm großen (im Vergleich zu den nichtikterischen Kindern) Zerfall von roten Blutkörperchen stattfindet. Diese Behauptung bildet ja den Kernpunkt aller hämatohepatogenen Theorien. Was sonst die Annahme betrifft, daß die gebildete Gallenfarbstoffmenge direkt ein Ausdruck von im Organismus zerstörtem Hämoglobin wäre, ist sie nunmehr eine Tatsache, die keinem Zweifel unterliegt. Die nahen Beziehungen von Blutfarbstoff und Gallenfarbstoff in chemischer Hinsicht sind von mehrfacher Seite, ich erwähne nur die Namen Piloty und Hans Fischer (siehe näheres bei Fürth[1]), festgestellt worden, und weiterhin haben Brugsch und Yoschimoto[2] nachweisen können, daß beim Hund intravenös eingespritztes Hämatin nahezu quantitativ in der Galle als Bilirubin ausgeschieden wurde.

Durch die zweite Untersuchungsreihe hoffte ich wieder den Beginn und Verlauf des Icterus neonatorum genau verfolgen zu können und dadurch vielleicht seiner dunklen Ätiologie näherzutreten.

Diesbezügliche Untersuchungen waren noch nicht gemacht worden, auch fehlten jegliche Zahlen über die Gallenfarbstoffausscheidung beim Neugeborenen. Dies wegen Mangels an einer Methode, die eine quantitative Bestimmung des Gallenfarbstoffs in Körperausscheidungen ermöglicht hätte. Nur über den Gallenfarbstoffgehalt des Neugeborenenblutes existierten einige Angaben, die wir bald näher besprechen wollen.

Allgemeines über den Gallenfarbstoff beim Menschen.

In der Galle des erwachsenen Menschen hat man drei verschiedene Gallenfarbstoffe gefunden: Bilirubin, Biliverdin und Hydrobilirubin[3]). Verschiedene Autoren geben an, daß sie aus Gallensteinen außer diesen noch einige andere Gallenfarbstoffe dargestellt haben (Choleprasin, Biliprasin, Bilipurpurin usw.). Es ist sehr fraglich, ob es sich

---

[1]) Fürth, O., Probleme der physiologischen und pathologischen Chemie 1, S. 228. 1912.

[2]) Brugsch und Yoschimoto, Zeitschr. f. experim. Pathol. u. Therap. 8, S. 645. 1911.

[3]) Siehe Hammarsten, Lehrbuch der Physiologischen Chemie 1910, S. 400. Wiesbaden.

hierbei um neue selbständige Gallenfarbstoffe handelt; man hat sie noch nie rein dargestellt und aller Wahrscheinlichkeit nach sind alle nur verschiedene Oxydationsprodukte des Bilirubins[1]). Uns interessieren nur die in der Galle gefundenen Gallenfarbstoffe. Man hat sie schon öfter in der Galle quantitativ zu bestimmen versucht.

Ältere Autoren, Vossius[2]) und Stadelmann[3]), haben dabei nur Bilirubin berücksichtigt, indem sie nach Angaben von Vierordt[4]) mit dem Vierordtschen Spektralapparat die Lichtabschwächung unverdünnter Galle nur in einem Spektralgebiet bestimmt haben.

Prinzipiell richtiger ist die Methode von Brugsch und Yoschimoto[5]). Diese Autoren versuchen auch das Biliverdin in Betracht zu ziehen. Sie führen zuerst mit H_2SO_4 haltigem Alkohol das Bilirubin ins Biliverdin über und bestimmen dann das gesamte Biliverdin colorimetrisch! Beim Isolieren des Biliverdins wenden sie aber konz. H_2SO_4 an und dabei entstehen alle möglichen braungefärbten, unbekannten Körper, die bei der colorimetrischen Bestimmung störend wirken. Czyhlarz, Fuchs und Fürth[6]) haben vor kurzem eine neue Methode zur Bestimmung des Gallenfarbstoffs in der Galle angegeben. Auch sie versuchen den Gesamtgallenfarbstoff als Biliverdin colorimetrisch zu bestimmen. Ihr Oxydationsverfahren: Kochen der Galle mit Natronlauge ist aber sehr gefährlich, denn Küster[7]) hat ja nachgewiesen, daß Bilirubin bei Oxydation mit verdünnter Natronlauge in der Kälte gar nicht quantitativ in Biliverdin übergeht.

Schon vom theoretischen Standpunkt aus betrachtet waren also diese Methoden nicht einwandfrei und beim Versuch, sie für die Gallenfarbstoffbestimmung im Stuhl, Urin und Blute des Neugeborenen zu benutzen, konnte ich überhaupt zu keinem Resultate kommen.

Gallenfarbstoffe im Stuhl des Neugeborenen.

Von den drei beim erwachsenen Menschen vorkommenden Gallenfarbstoffen kommen nur Bilirubin und sein Oxydationsprodukt Biliverdin bei Neugeborenen, die mit Brustmilch ernährt werden, vor: Auf diesen Umstand haben zuerst Schorlemmer[8]) und Schikora[9]) aufmerksam gemacht. Sämtliche Neugeborene, die bei meinen

---

[1]) Siehe Müller, Franz, Im Handbuch der Biochemie des Menschen und der Tiere von C. Oppenheim **1**, S. 730. 1909.

[2]) Vossius, Archiv f. experim. Pathol. u. Pharmakol. **11**, S. 426—454. 1879.

[3]) Stadelmann, Archiv f. experim. Pathol. u. Pharmakol. **14**, S. 231 ff.

[4]) Vierordt, Physiologische Spektralanalysen. Zeitschr. f. Biol. **9**, S. 45. 1874.

[5]) Brugsch und Yoschimoto, l. c.

[6]) Czyhlarz, Fuchs und Fürth, Biochem. Zeitschr. **49**, S. 125. 1913.

[7]) Küster, in Abderhaldens Handbuch der Biochem. Arbeitsmethoden **2**, S. 636. 1910.

[8]) Schorlemmer, Archiv f. Verdauungskrankh. **6**, S. 263. 1900.

[9]) Schikora, Inaug.-Diss. Breslau 1901.

Untersuchungen in Frage kamen, bekamen Brustmilch. Bevor ich eine quantitative Methode zur Bestimmung des Gallenfarbstoffes im Stuhl des Neugebornen ausarbeiten konnte, mußte ich Gewißheit haben, daß in den ersten Tagen in der Tat bei Frauenmilch-Ernährung kein Hydrobilirubin neben Bilirubin und Biliverdin auftritt; denn es wäre ganz unmöglich gewesen, in diesem letzten Fall den aus drei Komponenten bestehenden Gesamtgallenfarbstoffgehalt zu bestimmen.

Bei 50 Brustkindern untersuchte ich dann den Stuhl systematisch bis zum 2.—3. Monate auf Hydrobilirubin mit modifizierter Schmidtcher Lösung[1]) (Sublimat und Kochsalz). Bei der Ausführung der Probe wurde folgende einfache Technik angewandt: etwas Stuhl wurde in einem Reagensglas kräftig mit Schmidtscher Lösung geschüttelt, dann bis zum folgenden Tag stehen gelassen. Die gleiche Technik beim Nachweis von Hydrobilirubin haben schon Triboulet, Ribadeau-Dumas und Harvier[2]) vor mir angewandt. In keinem der untersuchten Fälle war Hydrobilirubin in den ersten 2 Wochen im Stuhl nachweisbar; am frühesten sah ich es bei einem Kinde am 16. Tage auftreten, sonst trat es später allmählich auf beim gleichzeitigen allmählichen Verschwinden des Bilirubins und Biliverdins im Stuhle. Dieser leicht demonstrierbare Zusammenhang deutet klar darauf hin, daß Hydrobilirubin im Darm aus Bilirubin entstehen muß. Ich erwähne dies nur nebenbei, weil in den letzten Zeiten der ganzen Hydrobilirubin-Frage ein allgemeines Interesse, dank den schönen chemischen Untersuchungen von Hans Fischer[3]), zuteil geworden ist.

Über die Mengen von Gallenfarbstoff im Stuhl des Neugeborenen weiß man nichts. Dagegen glaubt man im allgemeinen zu wissen, daß im Meconium sehr große Mengen Bilirubin vorhanden wären. Schmidt und Straßburger[4]) geben eine Zahl von 3% an, die von Davy gefunden worden wäre. An gegebener Stelle[5]) findet man aber nur einen Hinweis auf eine Arbeit von Simon, der (1840) im Meconium 4% „Gallengrün" gefunden hätte. Simon[6]) hat Meconium zuerst mit Äther extrahiert, dann mit schwefelsaurem Alkohol und diesen

<hr>

[1]) Schmidt-Straßburger, Die Faeces des Menschen. S. 258. Hirschwald, Berlin 1910.

[2]) Triboulet, Ribadeau-Dumas und Harvier, Bull. de la Soc. de péd. de Paris 1909, S. 58.

[3]) Hans Fischer, Zeitschr. f. physiol. Chemie **73**, S. 204. 1911.

[4]) Schmidt-Straßburger, l. c. S. 262.

[5]) Zweifel, Archiv f. Gynäkol. **7**, S. 474—490. 1875.

[6]) Simon, Archiv der Pharmacie. Zweite Reihe **22**, S. 39. 1840.

Rückstand = 4% (= Seifen!) bezeichnet er als „Gallengrün". Diese Zahl bildet die Grundlage für alle Behauptungen über den bedeutenden Bilirubinreichtum des Meconiums, sie dient unter anderem auch für die Theorie von Quincke als ein wichtiger Ausgangspunkt; es war deswegen besonders interessant, ihren Ursprung kennen zu lernen.

Schmidt und Straßburger geben sonst auch eine Methode zur quantitativen Bestimmung des Bilirubins (nicht des Gesamt-Gallenfarbstoffes!) an.

Diese Methode (Kochen mit Barytmischung, Ansäuern mit Essigsäure, Schütteln des Rückstandes mit Chloroform, Waschen der Chloroformlösung mit Alkohol und Wasser) ergab mir im Säuglingsstuhl 10%—20% Bilirubin, was darauf deutet, daß bisher wohl niemand versucht hat, nach dieser Methode Bilirubin im Stuhl quantitativ zu bestimmen.

Weiterhin gibt es eine Methode, die von Mensi[1]) angegeben und zur vergleichend quantitativen Bestimmung des Gallenfarbstoffs im Stuhl ikterischer und nichtikterischer Neugeborener angewandt worden ist. Mensi reduzierte „Tagesmengen" von Stuhl mit Natriumamalgam nach Maly[2]), versuchte den nachträglich beim Stehen entstandenen Farbstoff (= Hydrobilirubin?) zu isolieren und verglich dann die Alkoholmengen, die er in einzelnen Bestimmungen verbrauchte, um durch die Alkoholverdünnung die Farbe der Lösung zum Verschwinden zu bringen. Schon das Prinzip der Methode ist nicht richtig, denn erstens: läßt sich Biliverdin (das ja neben Bilirubin in sehr wechselnden Mengen im Stuhl des Neugeborenen vorkommt) nach Maly gar nicht zu gefärbten Produkten reduzieren, wie ich es auch mit reinem Biliverdin habe nachweisen können, und zweitens: die nach der Reduktion des reinen Bilirubins entstehenden gefärbten Produkte zeigen in einzelnen Versuchen, trotz ganz gleicher Arbeitsbedingungen, immer verschiedene Farbennuancen (eigene spektrophotometrische Untersuchungen[3])). Schon allein der Umstand, daß er „Tagesmengen" (ohne zu versuchen, den Stuhl abzugrenzen) zu seinen Bestimmungen genommen hat, macht seine Angabe, daß er im Stuhl der ikterischen Kinder zweimal mehr Gallenfarbstoff als im Stuhl nicht ikterischer Kinder gefunden habe, wertlos. Besprechen wir nun den

---

[1]) Mensi, Rivista di clinica pediatr. **8**, S. 279. 1910.

[2]) Maly, Annalen d. Chemie **163**, S. 7.

[3]) Genaueres über diese Untersuchungen in einer Arbeit, die demnächst in der Biochemischen Zeitschrift veröffentlicht wird.

Gallenfarbstoff im Urin des Neugeborenen.

Über das Vorkommen des Gallenfarbstoffes im Urin des Neugeborenen findet man schon viel mehr Angaben. Porak[1]) ist der erste, der gelbe Körnchen im Urin des Neugeborenen beobachtet hat. Parrot und Robin[2]) haben diese Körnchen bei allen ikterischen Neugeborenen gefunden und nennen sie „Masses jaunes". Den Ursprung dieser Körnchen verlegen sie in die Harnkanälchen der Nierenrinde, wo sie direkt aus roten Blutkörperchen entstehen sollen. Die Gallenfarbstoffnatur dieser Körnchen leugneten Parrot und Robin, weil die Körnchen nicht grün, sondern im Verlaufe mehrerer Stunden langsam entfärbt wurden, wenn man sie mit Salpetersäure behandelte.

Die beste diesbezügliche Studie stammt von Cruse[3]). Schon er hat die Körnchen als Gallenfarbstoff erkannt, denn es gelang ihm, mit stark konzentrierter Salpetersäure bei diesen „Masses jaunes" das für Gallenfarbstoff charakteristische Farbenspiel hervorzurufen. Außerdem ist es ihm gelungen, sogar Bilirubinkrystalle im Chloroformauszuge vom Urin nachzuweisen. Damit wurde die Gallenfarbstoffnatur dieser Körnchen bewiesen. Cruse ist auch der erste, der Gallenfarbstoff in gelöster Form im Neugeborenenurin nachgewiesen hat. Alle späteren Autoren (Halberstamm[4]), Knöpfelmacher[5]) u. a.) leugnen einfach das Vorhandensein von gelöstem Gallenfarbstoff im Urin des Neugeborenen, weil sie glauben, daß ausgefallenes und gelöstes Bilirubin gleichzeitig im Urin nicht vorkommen könnten.

Den im Urin der Neugeborenen ausgeschiedenen Gallenfarbstoff hat noch niemand quantitativ zu bestimmen versucht. Für quantitative Gallenfarbstoffbestimmung im Urin des Erwachsenen ist die Methode von Bouma[6]) die einzige. Danach wird Bilirubin mit alkoholhaltiger Eisenchloridsalzsäure in Biliverdin oxydiert, welches dann direkt im Urin colorimetrisch bestimmt wird. Sie kommt aber nicht für die Bestimmung des Gallenfarbstoffes im Urin des Neugeborenen in Betracht; denn sie setzt voraus, daß der Gallenfarbstoff im Urin nur in gelöster Form vorhanden ist.

---

1) Ch. Porak, Rev. de Chir. 1878, S. 334.
2) Parrot et Robin, Rev. de Chir. 1879, S. 374.
3) Cruse, Archiv f. Kinderheilk. 1, S. 356 (l. c.) 1880.
4) Halberstamm, Inaug.-Diss. Dorpat 1885.
5) Knöpfelmacher, Jahrb. f. Kinderheilk. 47, S. 447. 1898.
6) Bouma, Deutsche med. Wochenschr. 1904, S. 881.

Gallenfarbstoff im Blute des Neugeborenen

ist ein wenig untersuchtes Gebiet. Durch Untersuchungen von Gilbert und Herscher[1]) u. a. weiß man, daß im Blute erwachsener Menschen normalerweise ganz minimale Mengen von Bilirubin kreisen. Gilbert, Lereboullet und Stern[2]) haben den Gallenfarbstoff zuerst im Nabelschnur- und Neugeborenenblut vermehrt gefunden, nach ihnen dann Biffi und Galli[3]).

Die Vermehrung im Nabelschnurblut führten schon Gilbert und Mitarbeiter interessanterweise auf Insuffizienz der fötalen Leber zurück. Die Vermehrung nach der Geburt aber beruht nach ihnen auf Impermeabilität der Niere des Neugeborenen für den Gallenfarbstoff. Diese Anhäufung werde im fötalen Leben dadurch verhindert, daß die Placenta den Gallenfarbstoff frei durchgehen läßt. Der Gallenfarbstoffgehalt des Blutes wäre bei allen Kindern etwa gleich groß, und der Ikterus beruhte auf „unbekannten Eigentümlichkeiten der Haut bei den ikterischen Kindern" (Biffi und Galli). Wir werden später sehen, wie vollständig diese Autoren den Gallenfarbstoffkreislauf beim Neugeborenen und Foetus verkannt haben und wie unrichtig ihre Behauptung bezüglich des Gallenfarbstoffgehalts des Blutes bei ikterischen und nicht ikterischen Kindern ist.

Die Methode von Gilbert ist folgende: er macht von untersuchtem Serum mit Hilfe einer Eiweißlösung verschiedene Verdünnungen und sieht dann, bei welcher Verdünnung gerade noch ein blauer Ring entsteht, wenn man etwas von der Lösung zu salpetrige Säure enthaltender Salpetersäure hinzufügt (= Gmelinsche Reaktion!). Diese Methode setzt voraus, daß nur der Gallenfarbstoff, alle anderen Bestandteile des Serums aber nicht, gefärbte Produkte mit Salpetersäure liefern. Es ist aber sehr fraglich, ob dies der Fall ist. Weiterhin läßt die Entscheidung, ob im einzelnen Fall der Eiweißring noch etwas blau gefärbt ist, dem subjektiven Ermessen eine allzu große Freiheit. Ich erwähne schon hier, daß z. B. die wenigen Werte über den Gallenfarbstoffgehalt des Nabelschnurblutes, die mit dieser Methode gewonnen sind, 30—100 mal größer sind, als die mit meiner Methode gefundenen! Dies deutet klar darauf hin, daß die obigen Bedenken berechtigt gewesen sind.

Biffi und Galli haben keine absoluten Zahlen geben können, sie versuchen mit ihrer Methode (der Chloroformauszug vom Plasma wurde mit verschieden stark konzentrierten Kaliumbichromatlösungen verglichen), den Gallenfarbstoffgehalt bei einzelnen Kindern nur miteinander zu vergleichen. In ihrer Methode haben sie aber gar nicht die Oxydation von Bilirubin in Biliverdin in Betracht ziehen können

---

[1]) Gilbert et Herscher, Compt. rend de la Soc. de Biol. **58**, S. 899. 1905.

[2]) Gilbert, Lereboullet et Stern, Annales de gynécologie et d'obstétrique **60**, S. 18. 1903.

[3]) Biffi et Galli, Journ. de Physiol. et de Pathol. génér. **9**, S. 728. 1907.

und dadurch läßt sich wohl das eigentümliche Resultat teils erklären, zu dem sie in ihren Bestimmungen gekommen sind.

Vor kurzem, als die Bestimmungen dieser Arbeit schon größtenteils ausgeführt waren, haben Hymans v. d. Bergh und Snapper[1]) eine Methode zur quantitativen Bestimmung des Gallenfarbstoffgehaltes im Blute angegeben. Der Vollständigkeit wegen will ich sie hier kurz erwähnen: Die Methode ist colorimetrisch und beruht darauf, daß das Bilirubin des Serums durch Hinzufügen des Ehrlichschen Reagens (Sulfanilsäure + Natriumnitrit) in Azobilirubin überführt wird. Die Testlösung wird auf folgende Weise angefertigt: Reines Bilirubin wird in Chloroform gelöst, ein Teil davon abgedampft, zu dem Rückstand erst alkoholische Natriumbicarbonatlösung hinzugefügt und dann mit dem Ehrlichschen Reagens versetzt. Mit ihrer Methode haben die Verf. Resultate bekommen, „die für klinische Untersuchungen genügend genau sind" (S. 545). Die Methode hat aber ihre schwache Seite darin, daß mit ihr das Biliverdin, das im Verlaufe der Bestimmung entstanden ist, nicht bestimmt werden kann. Vor allem läßt sich bei der Anfertigung der Testlösung, so wie die Verfasser sie machen, unmöglich vermeiden, daß ein Teil von Bilirubin in Biliverdin schon beim Abdampfen und noch mehr beim Lösen des Rückstandes in alkalischer Alkohollösung übergeht[2]).

Hier habe ich versucht ein Bild darüber zu geben, was man bisher über den Gallenfarbstoff im Urin, Stuhl und Blut des Neugeborenen weiß. Daneben habe ich mich bemüht kurz die bisherigen Methoden zur quantitativen Bestimmung des Gallenfarbstoffes in den Körperausscheidungen und im Blut zu besprechen. Wir haben gesehen, daß unsere Kenntnisse bezüglich des ersten Punktes sehr gering sind, und zweitens haben wir gesehen, daß vorläufig keine Methode existiert, die einwandfrei eine quantitative Bestimmung des Gallenfarbstoffes im Stuhl, im Urin oder im Blute gestattet hätte. Das erste war demnach, zu versuchen, eine quantitative Methode auszuarbeiten.

---

[1]) Hymans v. d. Bergh und Snapper, Deutsches Archiv f. klin. Med. **110**, S. 540. 16. Mai 1913.

[2]) Nach dieser Methode hat Ada Hirsch in diesem Sommer Gallenfarbstoffbestimmungen im Nabelschnur- und teils auch im Neugeborenenblute gemacht. Ihre Bestimmungen im Nabelschnurblute haben im großen ein mit dem unsrigen übereinstimmendes Resultat gegeben. Siehe Referat über einen Vortrag von ihr in Wiener med. Wochenschr. Nr. 32, 1913. Die Arbeit, über die sie auch auf der Tagung der Sektion Kinderheilkunde in Wien 21. Sept. 1913 berichtet hat, ist aber noch nicht veröffentlicht, ich kenne deswegen ihre Werte nicht genauer (bei der Korrektur!).

I. Die Methode.

A. Spektrophotometrischer Teil.

Wir haben oben gesehen, daß die bisherigen Methoden zur quantitativen Bestimmung des Gallenfarbstoffs für einen oder anderen Zweck sich in zwei Gruppen teilen lassen: a) Methoden, die das schon vorhandene ev. erst beim Isolieren des Gallenfarbstoffs entstandene Biliverdin gar nicht in Betracht ziehen. b) Methoden, die versuchen: entweder durch Oxydation alles in Biliverdin überzuführen, oder durch Reduktion alles (Bilirubin und Biliverdin) in Hydrobilirubin zu verwandeln. Wir haben auch gesehen, daß sowohl die Oxydation als Reduktion des Gallenfarbstoffs je nach Versuchsbedingungen zu verschieden gefärbten, unbekannten Körpern führt; und außerdem, daß bei der Reduktion Biliverdin überhaupt keine gefärbten Produkte mehr gibt.

Ich wollte einen neuen Weg einschlagen: die beiden Komponenten des Gallenfarbstoffs (Bilirubin und Biliverdin) gleichzeitig nebeneinander zu bestimmen versuchen. Dies konnte nur durch eine spektrophotometrische Methode ermöglicht werden. Zuerst stellte ich mir nach Angaben von Städeler - Hans Fischer[1]) aus Rinder- und aus menschlichen Gallensteinen reines krystallinisches Bilirubin dar. Auch gelang es mir nach einigen Modifikationen, aus dem Kot ganz junger Säuglinge krystallinisches Bilirubin zu gewinnen. Einen Teil von Bilirubin oxydierte ich dann mit schwach salzsaurem Alkohol nach Küster[2]). Die auf diese Weise gewonnenen dunkelgrünen halbkrystallinischen Biliverdinmassen zeigten sich noch mit Bilirubin verunreinigt. Sie wurden deswegen mehrmals mit Chloroform gewaschen. So hatte ich reines Biliverdin und Bilirubin in der Hand und konnte die spektrophotometrischen Konstanten für diese beiden Farbstoffe bestimmen. Vierordt[3]) hat schon seinerseits die Absorptionsspektra für Bilirubin und Biliverdin bestimmt. Seine Werte konnte ich aber nicht benützen, weil sie mit dem alten Vierordtschen Spektralapparat unter anderen Versuchsbedingungen gefunden worden sind.

---

[1]) Hans Fischer, l. c.

[2]) W. Küster, Zeitschr. f. physiol. Chemie **59**, S. 82. 1909.

[3]) Vierordt, Zeitschr. f. Biol. **10**, S. 21 und 399. 1874.

Die vorliegenden Untersuchungen wurden mit dem Spektrophotometer von König - Martens und Grünbaum[1]) ausgeführt. Eine genaue Beschreibung des Apparates haben Martens und Grünbaum[2]) angegeben; ich erwähne deswegen hier nur das Wesentlichste darüber:

Zum Apparat gehört erstens eine Beleuchtungseinrichtung, die zwei parallel strahlende Lichtbündel einer Auerlampe genau auf zwei symmetrisch liegende Eintritt-(Kollimator-)Spalten einfallen läßt. Die Lichtbündel werden dann durch verschiedene Prismen und Linsen in die Spektralfarben zerlegt und gelangen zum Schluß senkrecht gegeneinander polarisiert durch einen Okularspalt ins Auge. Die beiden symmetrischen Hälften eines Zwillingsprismas bilden die photometrischen Vergleichsfelder des Apparates. Sie stoßen in einer scharfen Trennungslinie zusammen, welche bei der Einstellung auf gleiche Helligkeit verschwinden muß. Da das von den Vergleichsfeldern ins Auge kommende Licht in zwei zueinander senkrechten Richtungen polarisiert ist, kann man leicht eine Vorrichtung zur meßbaren Änderung der Lichtintensitäten konstruieren; hierzu dient ein meßbar-drehbares Nicolsches Prisma, welches sich zwischen dem Okularspalt und Auge befindet.

Stellt man nun besonders konstruierte, geschlossene Absorptionsgefäße mit Farbstofflösungen gefüllt in den Weg der vom Beleuchtungsapparat gesendeten Lichtbündel, so wird das Licht nach folgenden Gesetzen abgeschwächt:

1. Die Menge des durchgelassenen Lichtes ist der des auffallenden Lichtes proportional.

2. Die Menge des durchgelassenen Lichtes ist der Schichtdicke des absorbierenden Körpers umgekehrt proportional.

Den reziproken Wert derjenigen Schichtdicke, bei deren Durchgang das Licht von der Stärke 1 auf $^1/_{10}$ geschwächt wird, nennt man Extinktionskoeffizient $= E$.

E ist bei allen Farbstoffen, die bei der Konzentrierung bzw. Verdünnung sich nicht verändern, der Konzentration C ($=$ Farbstoff in g in 1 ccm Lösungsmittel) proportional

$$\frac{C}{E} = \text{Konstant} = A = \text{Absorptionsverhältnis.}$$

E kann für jeden Farbstoff und jede Konzentration bei jeder Wellenlänge des Spektrums mit Hilfe des drehbaren Nicols bestimmt werden.

---

[1]) Erhältlich bei Schmidt & Hänsch, Berlin S.

[2]) Martens und Grünbaum, Annalen d. Physik 4. Folge 12, S. 984. 1903.

Ist α_1 derjenige Winkel (= Grad der Drehung des Nicols von $0°$ ab), welche erforderlich ist, um den Vergleichsfeldern die gleiche Lichtintensität zu geben, wenn die Farbstofflösung vor dem einen Eintrittspalt ist, und α_2 entsprechender Winkel, wenn dieselbe Farbstofflösung vor den anderen Eintrittspalt gestellt ist, und $d =$ die Schichtdicke der Farbstofflösung, so ist der Extinktionskoeffizient:

$$E = \frac{\log \operatorname{tg} \alpha_1 - \log \operatorname{tg} \alpha_2}{d}$$

Weiß man die Konzentration der Lösung, so läßt sich A für das betreffende Spektralgebiet aus der Gleichung $\frac{C}{E} = A$ leicht berechnen.

Hat man einmal A für den in Frage kommenden Farbstoff bestimmt, so kann man durch Bestimmen des E im entsprechenden Spektralgebiet aus derselben Gleichung $C =$ unbekannte Farbstoffmenge immer berechnen.

Auch zwei Farbstoffe, die miteinander chemisch nicht reagieren, kann man in ihrem Gemisch spektrophotometrisch nebeneinander bestimmen. Als Grundlage für die Bestimmung dient folgender Satz:

Die Extinktion eines Gemisches ist die algebraische Summe von Extinktionen der einzelnen Komponenten.

Kennt man die Absorptionsverhältnisse dieser beiden Farbstoffe in zwei verschiedenen Spektrumgebieten (= Wellenlängen), so kann man aus der Vierordtschen Formel die absoluten Mengen dieser beiden Farbstoffe berechnen, wenn man zuerst die Extinktionskoeffizienten des Gemisches in entsprechenden Spektralgebieten bestimmt hat.

Die Formel lautet:

$$E_1 = \frac{x}{A} + \frac{y}{B}$$

$$E_2 = \frac{x}{a} + \frac{y}{b}$$

Von dieser Formel ausgehend habe ich in allen folgenden Bestimmungen Bilirubin und Biliverdin gleichzeitig nebeneinander ermitteln können und die Summe als Gesamtgallenfarbstoff betrachtet. (Die Erklärung der Zeichen siehe etwas später im „Beispiele"!)

Nachdem ich den Apparat mit Hilfe von Geißlerröhren (mit He und H), einer Quecksilberbogenlampe und Salzen von verschiedenen

Metallen geeicht hatte und so die der Mikrometerschraube entsprechenden Wellenlängen angeben konnte, bestimmte ich die Extinktionskoeffizienten für reine Bilirubin- und reine Biliverdinlösungen. Die Kurven der Extinktionskoeffizienten habe ich in Fig. 1 gezeichnet. Dort ist auch angegeben, welche Breite der Kollimator- und der Okularspalt bei der Ausführung der Bestimmungen hatten. Weiterhin sind in der Fig. 1 auf der Extinktionskurve des Bilirubins und des Biliverdins zwei Wellenlängen besonders aufgezeichnet. Dies sind Wellenlängen 538 $\mu\mu$ und 493 $\mu\mu$. In diesen Wellenlängen habe ich aus den Extinktionskurven auch die entsprechenden Absorptionsverhältnisse sowohl des Bilirubins als Biliverdins berechnet, die ebenso in der Fig. 1 angegeben sind.

Wie schon gesagt, muß man, wenn man zwei Farbstoffe nebeneinander bestimmen will, die Absorptionskonstanten dieser Farbstoffe in zwei verschiedenen Wellenlängen kennen. Ich wählte dazu die Wellenlängen 538 $\mu\mu$ und 493 $\mu\mu$ und zwar kurz erwähnt aus folgenden Gründen: Wie aus Extinktionskurven ersichtlich, beginnt die spezifische Lichtabschwächung etwa in der Wellenlänge 530 $\mu\mu$; 538 $\mu\mu$ liegt gerade noch im indifferenten Gebiete; die Wellenlänge 493 $\mu\mu$ wieder liegt im Gebiete der spezifischen Lichtabschwächung und ist etwa die kürzeste Wellenlänge, bei welcher die Lichtintensität (bei unseren Arbeitsbedingungen: Kollimatorspalte 0,65; Okularspalte 0,45, Konzentration $5 \cdot 10^{-5}$ bis $5 \cdot 10^{-6}$, Schichtdicke 1 oder 2) gerade noch gestattet, die Vergleichsfelder genau auf gleiche Helligkeit einzustellen.

Danach mischte ich reine, verschieden konzentrierte Bilirubinlösungen mit verschieden konzentrierten, reinen Biliverdinlösungen und versuchte mit Hilfe dieser Konstanten und der Vierordtschen Formel aus den bei den Wellenlängen 538 $\mu\mu$ und 493 $\mu\mu$ gemessenen Extinktionskoeffizienten des Gemisches die Bilirubin- und Biliverdinmengen zu bestimmen. Die gefundenen Werte stimmten gut mit den tatsächlichen Werten (siehe später mehr darüber in der Kritik der Methode!). Ferner konnte ich in Bilirubin-Chloroformlösungen kürzere oder längere Zeit (1—5 Tage) auf diese Weise das allmählich entstandene Biliverdin und das zurückgebliebene Bilirubin berechnen und die Summe von beiden stimmte gut mit der ursprünglichen Menge des Bilirubins überein. Ich führe hier unten den Verlauf einer von diesen Bestimmungen an. Der spektrophotometrische Teil jeder anderen Bestimmung, die in dieser Arbeit gemacht worden ist, hat in großen Zügen folgenden Verlauf gehabt:

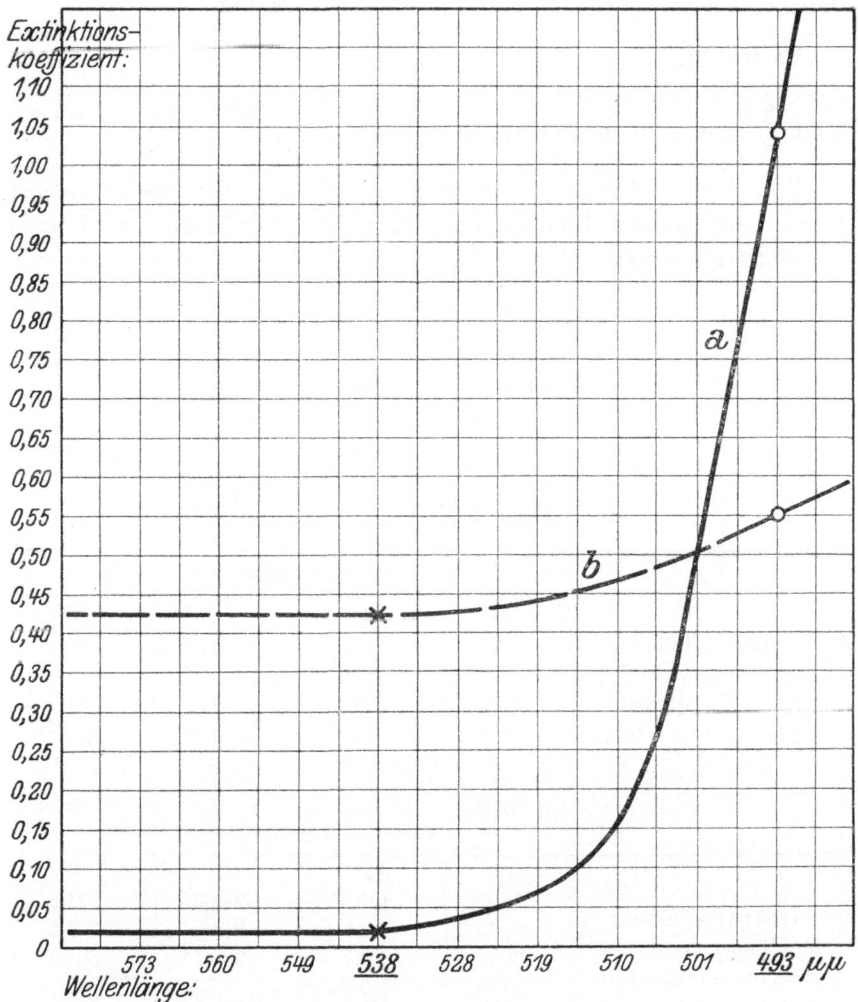

Fig. 1. Extinktionskurve des Bilirubins (a) und des Biliverdins (b);
Chloroformlösung $C = 5 \times 10^{-5}$ ($= g$ in 1 ccm); Kollimatorspalte $= 0{,}65$ mm; Okular-
spalte $= 0{,}45$ mm; Schichtdicke $= 1{,}0$ cm.
Gefundene Konstanten ($=$ Absorptionsverhältnisse)

für Bilirubin: für Biliverdin:

für 538 $\mu\mu$ $\dfrac{c}{\varepsilon_1} = A = 277{,}8 \times 10^{-5}$; $B = 11{,}5 \times 10^{-5}$

für 493 $\mu\mu$ $\dfrac{c}{\varepsilon_2} = a = 4{,}8 \times 10^{-5}$; $b = 9{,}1 \times 10^{-5}$

Beispiel: Quantitative spektrophotometrische Bestimmung des Bilirubins und Biliverdins in einer Chloroformlösung:

Es wurde:

0,005 g Bilirubin in 100 ccm Chloroform gelöst $\Big\}$ miteinander gemischt.
0,005 g Biliverdin in 100 ccm Chloroform gelöst

Von der Mischung 5,0 ccm zur Bestimmung. Alle Bestimmungen wurden im dunklen Zimmer ausgeführt. Als Lichtquelle wurde eine Auerlampe benutzt.

$$\text{Schichtdicke} = 1\ \text{cm} = d$$
$$\text{Kollimatorspalt} = 0{,}65\ \text{mm}$$
$$\text{Okularspalt} = 0{,}45\ \text{mm}\ .$$

Die abgelesenen Winkel:

A. Bei der Wellenlänge 538 $\mu\mu$:

	Im Quadrant:			
	I	II	III	IV
1. Farbstoff-Chloroformlösung vor dem linken Eintrittspalt.	50,4°	— 128,8°	— 231,3°	309°
	51,6°	— 129,6°	— 231,9°	308,1°
	51,3°	— 129,2°	— 232,0°	309°
Reines Chloroform vor dem rechten.	+ 51,1°	— 129,3°	— 231,7°	+ 308,7°
	± 0°	+ 180°	+ 180°	— 360°
	+ 51,1°	+ 50,7°	— 51,7°	— 51,3°
	Mittel = 51,2° α_1 = 51° 12′			
2. Farbstoff-Chloroformlösung vor dem rechten Eintrittspalt.	I	II	III	IV
	36,1°	143,4°	215,6°	324,8°
	35°	144°	214,9°	323,8°
	35,4°	144°	215,1°	324,0°
Reines Chloroform vor dem linken.	+ 35,5°	— 143,8°	— 215,3°	+ 324,2°
	± 0°	+ 180°	+ 180°	— 360°
	+ 35,5°	+ 36,2°	— 35,3°	— 35,8°
	Mittel = 35,7° α_2 = 35° 42′			

Extinktionskoeffizient bei Wellenlänge I = 538 $\mu\mu$:

$$E_1 = \frac{\log \operatorname{tg} \alpha_1 - \log \operatorname{tg} \alpha_2}{d} = 0{,}23826.$$

Bei der Wellenlänge 493 $\mu\mu$:

	Im Quadrant:			
	I	II	III	IV
1. Farbstoff-Chloroformlösung vor dem rechten Eintrittspalt.	20,3°	— 158,6°	— 200°	+ 339,2°
	21°	— 159,5°	— 195,5°	+ 340,8°
	21,4°	— 158,9°	— 200,8°	+ 340°
Reines Chloroform vor dem linken.	+ 20,9°	— 159°	— 200,1°	+ 340°
	± 0	+ 180°	+ 180°	— 360°
	+ 20,9°	+ 21°	— 20,1°	— 20°
	Mittel = 20,5° α_1 = 20° 30′			
	I	II	III	IV
2. Farbstoff-Chloroformlösung vor dem linken Eintrittspalt.	66,1°	— 113,8°	— 246,1°	+ 293,2°
	65°	— 113°	— 246,7°	+ 293,8°
	66°	— 113,4°	— 245,2°	+ 293,5°
Reines Chloroform vor dem rechten.	+ 65,7°	— 113,4°	— 246°	+ 293,5°
	± 0°	+ 180°	+ 180°	— 360°
	+ 65,7°	+ 66,6°	— 66°	— 66,5°
	Mittel = 66,2° α_2 = 66° 12′			

Extinktionskoeffizient bei Wellenlänge II = 493 $\mu\mu$:

$$E_2 = \frac{\log \operatorname{tg} \alpha_1 \quad \log \operatorname{tg} \alpha_2}{d} = 0{,}78277\,.$$

Jetzt lautet die Formel:

$$E_1 = \frac{x}{A} + \frac{y}{B} \qquad E_2 = \frac{x}{a} + \frac{y}{b}\,,$$

daraus

$$x = \frac{A \cdot a\,[E_2 \cdot b - E_1 B]}{A \cdot b - B \cdot a} \qquad y = \frac{B \cdot b\,[E_1 \cdot A - E_2 a]}{A \cdot b - B \cdot a}\,.$$

$x =$ g Bilirubin (Br) in 1 ccm Chloroform

$y =$ g Biliverdin (Bv) in 1 ccm Chloroform

$A =$ Absorpt.-Verhält. des Br bei 538 $\mu\mu$ = 277,8 · 10⁻⁵ $\Big\}$ Konstante Zahlen

$a =$ „ „ „ Br bei 493 $\mu\mu$ = 4,8 · 10⁻⁵

$B =$ „ „ „ Bv bei 538 $\mu\mu$ = 11,5 · 10⁻⁵ siehe Fig. 1.

$b =$ „ „ „ Bv bei 493 $\mu\mu$ = 9,1 · 10⁻⁵

$E_1 =$ gemessene Ext.-Koeff. des Gemisches bei 538 $\mu\mu$

$E_2 =$ gemessene Ext.-Koeff. des Gemisches bei 493 $\mu\mu$

In der Gleichung $x = \ldots$ ist

$$\frac{A \cdot a}{A \cdot b - B \cdot a} = K_1 \text{ und in unserem Falle } = 0.54 . 10^{-5}$$

In der Gleichung $y = \ldots$ ist

$$\frac{B \cdot b}{A \cdot b - B \cdot a} = K_2 = 0,042 \cdot 10^{-5}.$$

Dann ist:

$$x = K_1 \left[E_2 b - E_1 B \right]$$
$$y = K_2 \left[E_1 A - E_2 a \right].$$

In allen folgenden Bestimmungen habe ich x und y mit Hilfe dieser Gleichungen berechnet.

Setzen wir in diesem Beispiel die gefundenen Werte ein, so bekommen wir:

$$x = 2,32 \cdot 10^{-5} = \text{g Bilirubin in 1 ccm Chloroform}$$
$$y = 2,60 \cdot 10^{-5} = \text{g Biliverdin in 1 ccm Chloroform}$$

oder:

In 100 ccm Chloroform

Gemischt:		Gefunden:		
	Gallenfarbstoff		Gallenfarbstoff	
Br $= 0,0025$		Br $= 0,00232$		
Bv $= 0,0025$	$= 0,005$	Bv $= 0,00260$	$= 0,00492$	$= 98,2\,\%$

Kritik des spektrophotometrischen Teils der Methode:

Das obige Beispiel zeigt, daß man berechtigt ist, auf diese Weise Bilirubin und Biliverdin gleichzeitig nebeneinander zu bestimmen. Darüber konnte ich mich in vielen anderen Versuchen überzeugen, in denen ich Bilirubin-Chloroformlösungen (deren C zwischen $7,0 \cdot 10^{-5}$ bis $1,0 \cdot 10^{-5}$) 5—1 Tage stehen ließ. Ich fand gewöhnlich 95%—103% zurück, die Menge des durch Oxydation entstandenen Biliverdins schwankte je nach dem, wie lange die Lösung gestanden hatte und je nach dem, welche Konzentration sie hatte. Genau kann man Bilirubin und Biliverdin in diesen Wellenlängen, die ich benutzt hatte, nur in Konzentrationen von $7,0$—$1,0 \cdot 10^{-5}$ g per 1 ccm Chloroform bestimmen. Die Fehler bei Bestimmungen zwischen diesen Grenzen schwanken von 0%—5% (beruhend auf Fehlerquellen, die jede spektrophotometrische Bestimmung mit sich führt). Die Rechnung ist ja etwas umständlich, wird aber bedeutend erleichtert durch Einführung von K_1 und K_2 (siehe das Beispiel), wie ich sie gemacht habe.

Jetzt entstand die Frage, wie kann man den Gallenfarbstoff vom Stuhl, Urin und Blut so weit isolieren, daß man ihn nach diesen spektrophotometrischen Prinzipien bestimmen kann. Nach langem Suchen bin ich auf folgende Weise zum Ziel gekommen:

B. Extraktionsverfahren für den Gallenfarbstoff.

1. Extraktion des Gallenfarbstoffes aus dem Stuhl des Neugeborenen.

Der Stuhl wurde auf dem Dampf- (oder Wasser-) Bad möglichst rasch getrocknet, pulverisiert. Zur Bestimmung wurden 1—2 g (je nach dem Fettgehalt!) genommen; diese Menge wurde in einen kleinen Filter von weichem Papier, das sich gut zusammenwickeln ließ, in eine Soxhlethülse hereingebracht und im Soxhletapparat bis zur Erschöpfung (5—8 Stunden) mit Äther extrahiert. Dann wurde der Kot in breite (ca. 500 ccm fassende) Porzellanschalen gebracht, mit ca. 100 ccm heißem $^1/_{10}$ n · HCl übergossen (um Salze des Br und Bv zu zerlegen), auf dem Drahtnetz bis zum Sieden erwärmt, dann noch ca. 2 Min. mit dem Glasstab umgerührt, damit die feinen Kotpartikel nicht miteinander zusammenballen können. Dann mit ca. 250 ccm kaltem Wasser abgekühlt und 1 Stunde stehen gelassen. (In dieser Zeit flockt sich sowohl Bilirubin als Biliverdin, das beim Erwärmen teils gelöst worden ist, in saurer Lösung allmählich aus.) Filtriert durch Faltenfilter (filtriert sich schlecht!). Wenn alles durchgelaufen, mit heißem Wasser gewaschen, bis Filtrat farblos. Das Filtrum mit Rückstand, der möglichst dünn und gleichmäßig auf das Filtrum ausgebreitet wird, wird in der Luft (nicht in der Wärme, weil dadurch kleine, steinharte Körnchen entstehen, die eine erschöpfende Chloroformextraktion unmöglich machen) allmählich getrocknet. Das Filtrum mit Rückstand wird dann in eine kleine Soxhlethülse gebracht und auf dem Sandbad in einem kleinen (50—75 ccm) Soxhletapparat 3—4 Stunden lang bis zur Erschöpfung mit Chloroform extrahiert. (Inzwischen muß man ab und zu etwas neues Chloroform zufügen, um die Extraktion wirksamer zu machen.) Der Chloroformextrakt wird je nach der Farbenkonzentration des Extraktes entweder in 50 oder 100 ccm Meßkolben gebracht und bis zur Marke aufgefüllt. Im Chloroformextrakt wird dann in oben erwähnter Weise der Gesamtgallenfarbstoff bestimmt.

Kritik.

Durch einen glücklichen Zufall habe ich beim Ausarbeiten dieses Isolierverfahrens absolut gallenfarbstoffreien Säuglingsstuhl zur Verfügung gehabt. Es war Stuhl von einem 6 Wochen alten Kinde mit kongenitalem Gallengangsverschluß. Gallenfarbstoff scheint im Neugeborenenstuhl hauptsächlich als Salz vorzukommen. Chloroform zieht aus nicht mit Säure behandeltem Neugeborenenstuhl nur ganz minimale Mengen von Gallenfarbstoff aus. Ich mischte deswegen Ca-Bilirubinat in wechselnden Mengen mit dem acholischen Säuglingsstuhl und fand zum Schluß nach diesem Verfahren 91,3—107 % vom gemischten Gallenfarbstoff zurück. Die Unterschiede zwischen zwei Kontrollbestimmungen von gewöhnlichem Säuglingsstuhl schwankten auch nur zwischen 0—10%, wie aus den Tab. I—XII, Serie A hervorgeht. Nur im Mekonium kam es manchmal zu Differenzen bis zu 20%. Das beruht darauf: daß 1. der Gallenfarbstoff im Mekonium mehr als im Neugeborenenstuhl im freien Zustand vorkommt und dieser freie Gallenfarbstoff bei erschöpfender Ätherextraktion zum Teil mitgerissen wird; 2. daß ein verhältnismäßig größerer Anteil vom Gallenfarbstoff des Mekoniums aus Biliverdin besteht, dessen Ausflockung nach der Säurebehandlung in wäßriger saurer Lösung mangelhafter als die des Bilirubins ist; und 3. daß das Biliverdin so innig mit anderen Bestandteilen gemengt ist, daß eine vollständig erschöpfende Extraktion mit Chloroform nur selten nach einmaliger Säurebehandlung gelingt. Deswegen habe ich oft das Mekonium noch ein zweitesmal mit $^1/_{10}$ n-HCl zerlegt und nachher nochmals mit Chloroform extrahiert; dabei zog Chloroform immer noch etwas Biliverdin aus.

Diese zwei erstgenannten Faktoren kommen, wenn auch in viel kleinerem Maße, bei jeder Bestimmung des Gallenfarbstoffes im Stuhl des Neugeborenen in Betracht und sie bilden die wichtigsten Fehlerquellen der Methode.

Daß keine fremden Farbstoffe durch dieses Verfahren mitgenommen wurden, konnte ich auf folgende Weise beweisen: man bestimmt außer bei $\mu\mu$ 538 und 493 $\mu\mu$ noch in zwei anderen Wellenlängen die Extinktionskoeffizienten des Gemisches. Die aus diesen letzten Extinktionskoeffizienten berechnete Gallenfarbstoffmenge war ziemlich genau dieselbe als die von anderen Extinktionskoeffizienten berechnete Gallenfarbstoffmenge.

Der Chloroformextrakt enthält selbstverständlich nicht nur Gallenfarbstoff, sondern daneben auch ganz wenig (0,05—0,1%) fettige Substanz, die als farbloser Körper in diesen großen Verdünnungen keine Wirkung auf die Lichtabsorption ausübt.

2. Extraktion des Gallenfarbstoffes aus dem Urin des Neugeborenen.

Urin wurde mit Ammoniak schwach alkalisch gemacht, dann mit gesättigtem $CaCl_2$ gefällt. Filtration; dabei gehen die gewöhnlichen Urinfarbstoffe (Uroerythrin usw.) ins Filtrat, im Rückstand befindet sich Bilirubin teils als Ca-Salz, teils als reine Bilirubinkörnchen. Der Rückstand wird mit schwach erwärmter $^1/_{10}$ n-HCl vom Filtrum in ein Dekantierglas weggespült und darin geschüttelt, bis die schlüpfrige Masse gelöst ist. 4 Stunden auf Eis stehen gelassen (damit gelöstes Bilirubin Zeit hat auszuflocken). Nach Filtration durch das alte Filtrum wird dieses in dem Wärmeschrank bei ca. 80—90° getrocknet, dann in kleinem Soxhletapparat (30—50 ccm) auf dem Sandbad mit Chloroform erschöpfend (= ca. $^1/_2$ Stunde) extrahiert. Die Chloroformextrakte werden, wenn sehr farbstoffarm, zuerst etwas eingedampft, auf ein bestimmtes Volumen gebracht und dann spektrophotometrisch bestimmt.

Kritik.

Das eigentümliche Verhalten des Gallenfarbstoffs im Urin des Neugeborenen, wo er hauptsächlich in Form von Körnchen, beim ausgesprochenen Ikterus daneben auch gelöst vorkommt, macht, daß man diese Verhältnisse schwer nachmachen kann. Beim Ausarbeiten des Verfahrens versuchte ich krystallinisches Bilirubin mit Urin zu vermischen. Auf diese Weise konnte ich aber zu keinem Resultat kommen, denn das krystallinische Bilirubin läßt sich wegen seines leichten spezifischen Gewichtes mit Urin gar nicht mischen; es steigt immer auf die Oberfläche und haftet an den Wänden der Gefäße usw., so daß eine quantitative Bestimmung gar nicht in Frage kommen konnte. Was wieder die Versuche betrifft, Bilirubin in Ammoniak gelöst mit Urin zu vermischen, so zeigte sich dabei folgendes:

Wurde im Urin so viel Gallenfarbstoff gelöst, daß

1. der Gallenfarbstoffgehalt $= 1{,}67 \cdot 10^{-4}\%$, dann wurde 46% gefunden
2. „   „ $= 3{,}0 \cdot 10^{-4}\%$,   „   „   62%   „
3. „   „ $= 8{,}0 \cdot 10^{-4}\%$,   „   ;;   66%   „

Bei stärkeren Konzentrationen wurde bis zu 75% gefunden; diese letzteren Konzentrationen kommen aber bei Neugeborenen mit gewöhnlichem Ikterus nicht mehr vor. Dies zeigt, daß das gelöste Bilirubin in großen Verdünnungen sich verhältnismäßig schlecht ausfällen läßt. Glücklicherweise ist aber der Anteil von gelöstem Bilirubin im Urin sehr klein, denn beinahe die ganze im Urin ausgeschiedene Menge ist ja in Form von Körnchen vorhanden. Diese Körnchen finden sich im Urin im Sediment und können leicht in die quantitative Bestimmung mitgenommen werden. Aber ganz genau kann ich aus obenerwähnten Gründen nicht angeben, wieviel Prozent der tatsächlich vorhandenen Bilirubinmenge durch das Verfahren gefunden werden. Später werden wir sehen, daß die Bilirubinausscheidung im Urin im ganzen gering ist, so daß die mögliche Ungenauigkeit der Methode zu keinen fehlerhaften Resultaten bezüglich der Gesamtgallenfarbstoffausscheidung bei den Neugeborenen führen kann.

3. Extraktion des Gallenfarbstoffes aus dem Blute des Neugeborenen.

Das Blut wurde aus der Ferse mit Lanzette entnommen. Die für jede Bestimmung notwendige Menge betrug 2—4 ccm, je nach der Intensität des Ikterus.

Das Blut wurde direkt aus der Wunde in ein 12 cm langes, 8 ccm fassendes, in $^1/_{10}$ ccm graduiertes Reagensglas aufgefangen. In diesem Reagensglas befanden sich schon von vornherein 4,0 ccm einer Trinatriumcitrat- + Kochsalzlösung (46,0 Trinatriumcitrat + 4,0 g Natriumchlorid + Aq. destill. ad 1000,0), die den Zweck hatte, die Gerinnung zu hemmen, die Hämolyse zu verhindern und das Plasma zu verdünnen. Die Mischung wurde sofort zentrifugiert, die Flüssigkeitsschicht abpipettiert, der Blutkörperchenniederschlag wurde nochmals mit 1—2 ccm obiger Lösung versetzt und nochmals zentrifugiert, abpipettiert. Die beiden abpipettierten Flüssigkeitsmengen (worin das Gesamtplasma und der Gesamtgallenfarbstoff des Blutes waren) wurden aus der Pipette direkt in ein 50 ccm fassendes Zentrifugenglas gebracht, mit 25 ccm Chloroform versetzt, mit Korkstopfen geschlossen, kräftig geschüttelt. Dann zentrifugiert (ca. 20 Min.), bis die schwere Emulsion verschwunden und die trübe Plasmacitratlösung nur durch eine dünne Eiweißhaut getrennt ist. Das Gallenfarbstoff enthaltende Chloroform wird nun mit Pipette abgehebert und direkt durch ein ganz kleines dünnes Filtrum in ein kleines, ca. 25 ccm fassendes Porzellanschälchen filtriert.

Um auch die letzten Reste von Gallenfarbstoff, die vielleicht noch nicht durch diese Chloroformextraktion gewonnen (dies ist nur selten der Fall!) oder die in der erwähnten Eiweißhaut und in der kleinen Chloroformmenge, die nicht abpipettiert werden konnte, zurückgeblieben sind, zu gewinnen, extrahiert man nochmals in gleicher Weise mit 5 ccm Chloroform. Beide vereinigten Extrakte werden dann in dem kleinen Schälchen bis zu einer ganz geringen Menge (1—2 ccm) eingedampft nnd in einen 15 ccm langen, in $^1/_{10}$ ccm graduierten Meßzylinder gegossen. Mit dem Chloroform, womit das Schälchen gespült wird, wird dann die in jedem einzelnen Fall erforderliche Verdünnung hergestellt. Dann spektrophotometrische Bestimmung, wie oben angegeben. Was die spektrophotometrische Bestimmung, betrifft, so muß ich in diesem Zusammenhang erwähnen, daß es in vielen Fällen nicht gelingt (z. B. bald nach der Geburt oder nach dem Ablauf des Ikterus) mit den bisherigen Absorptionsgefäßen in 2—4 ccm Neugeborenenblut den Gallenfarbstoffgehalt zu bestimmen. Ich habe mir deswegen ein besonderes Absorptionsgefäß machen lassen, das trotz seines kleinen Kubikraumes (= 2,0 ccm) doch eine Schichtdicke von 2 cm hatte. Mit Hilfe dieses Absorptionsgefäßes kann man bei jedem Neugeborenen in 2—4 ccm Blut den Gallenfarbstoffgehalt bestimmen.

Kritik:

Beim Ausarbeiten des Isolierverfahrens habe ich größere Mengen von Pferdeblut und Serum zur Verfügung gehabt. Das Pferdeserum enthält ja, wie es Hammarsten[1]) zuerst nachgewiesen hat, schon normalerweise beträchtliche Mengen von Bilirubin. In vielen Versuchen konnte ich mich überzeugen, daß das Verfahren gestattet, den Gesamtgallenfarbstoffgehalt des Blutes mit großer Genauigkeit zu bestimmen. Einmal z. B. nahm ich viermal gleiche Mengen von gleichem Serum und verdünnte sie auf folgende Weise:

Pferdeserum a) 10 ccm Serum — Gallenfarbstoffe darin $84,0 \cdot 10^{-5}\%$

b) 10 „ Serum / 10 „ Citratlösung — „ „ $78,0 \cdot 10^{-5}\%$

c) 10 „ Serum / 30 „ Citratlösung — „ „ $87,2 \cdot 10^{-5}\%$

d) 10 „ Serum / 50 „ Citratlösung — „ „ $81,1 \cdot 10^{-5}\%$

Die Chloroformextraktion des Verfahrens ist demnach noch in 6facher Verdünnung ebenso quantitativ wie in unverdünntem Serum, die Werte stimmen gut miteinander überein. Bei Versuchen, reines Bilirubin in schwach alkalischer Lösung, oder in annähernd neutraler kolloidaler Lösung (nach Fischer dargestellt: 0,005 Bilirubin gelöst in $5,0 \frac{1}{10}$ n-NaOH zugefügt 0,005 Natriumtaurocholat, zurücktitriert mit $5,0 \frac{1}{10}$ n-H$_2$SO$_4$, Wasser 15 ccm) in verschiedenen Mengen mit frischem Hammelblut, in dem normalerweise kein Bilirubin vorkommt, zu vermischen und dann den Gallenfarbstoff nach diesem Verfahren zu bestimmen, wurden gewöhnlich 90—100% zurückgefunden. In einzelnen Fällen, in denen der Bilirubingehalt des Serums so niedrig wie $5,0 \cdot 10^{-5}\%$ war, wurden nur 70—90% gefunden. — Bei Bestimmungen des Gallenfarbstoffgehaltes bei Neugeborenen stimmten die Werte der Kontrollbestimmungen gut überein (Differenzen von 0—10%). Wenn man aber mit so kleinen Blutmengen wie 2—4 ccm arbeitet, so muß

---

[1]) Hammarsten, Uppsala läkaresällskapets Handlingar **14**, S. 50.

man besonders sorgfältig die ursprüngliche Blutmenge bestimmen, ebenso die definitive Chloroformmenge, sonst können große Fehler entstehen.

Der Rückstand des Chloroformextraktes beim neugeborenen Kinde besteht aus schönen Bilirubinplättchen und Nadeln, oft in ganz reinem Zustande, oft durch minimale Mengen fettiger Substanzen verunreinigt. Dies alles im Gegensatz zu den Erwachsenen, wo der Rückstand hauptsächlich aus fettigen Massen mit wenigen gelben, amorphen Körnchen besteht.

II. Untersuchungen über die Gallenfarbstoffausscheidung bei ikterischen und nichtikterischen Neugeborenen in den ersten 13 Tagen.

Die Untersuchungsserie umfaßt 13 Kinder. Es waren 6 ausgetragene verschieden stark ikterische und 3 nicht ikterische, 2 Frühgeburten. Bei einer von diesen Frühgeburten wurde die Gallenfarbstoffausscheidung nochmals im Alter von 6 Wochen in einer 3tägigen Periode bestimmt. Außerdem wurde bei 2 ausgetragenen Kindern die Gallenfarbstoffausscheidung in 8.—12. Woche bestimmt, um die in den ersten Tagen ausgeschiedenen Mengen mit den etwas später ausgeschiedenen Mengen vergleichen zu können.

Versuchsanordnung: Die Kinder wurden spät abgenabelt, mit Ausnahme von einem, das wegen der Asphyxie sofort abgenabelt wurde (siehe darüber später: Fall 7), sofort nach der Geburt in die Stoffwechselschwebe gelagert und nur zum Anlegen herausgenommen. Der Verlust von Urin wurde dabei auf folgende Weise verhindert: das Kind lag beim Anlegen in schiefer Stellung. Der Penis war in einem besonderen engen, gebogenen Glasrohr das mit Leukoplast festgehalten wurde. Wurde nun beim Anlegen Urin entleert, so sammelte sich der Urin durch das Rohr in einem am Ende zugeklemmten Gummischlauch, der die Fortsetzung des Glasrohrs bildete. Der Stuhl wurde beim Anlegen in einer aus Guttaperchatuch hergestellten Hose gesammelt.

Stuhl: Die Stühle, die sonst sämtlich in Guttaperchatücher aufgefangen wurden, wurden sofort nach dem Entleeren auf Eis gestellt; morgens und abends von den Tüchern durch Spülen mit wenig kaltem Wasser in Porzellanschälchen gebracht und auf dem Dampfbad zur Trockne eingedampft. Alle in einer Periode entleerten Stühle wurden in derselben vorher und nachher gewogenen Schale getrocknet, am Ende der Periode pulverisiert und zwei Proben von je 1—2 g zur Bestimmung genommen und weiter, wie oben beschrieben, verfahren. Um einen genaueren Einblick in die Gallenfarbstoffausscheidung in diesen 13 Tagen zu erhalten, wurde eine Abgrenzung des Stuhles mit Kohle am Ende des 5., 8., 11. und 13. Tages vorgenommen. Eine exakte Abgrenzung des Stuhles in diesen kurzen Zwischenperioden war nicht immer möglich, denn der Stuhlgang war bei den Neugeborenen ziemlich unregelmäßig: bei einigen wurden täglich mehrere, bis 10 Stühle entleert, einige wieder waren verstopft und hatten bisweilen in 5—6 Tagen nur einen Stuhl. In diesen letzten Fällen war eine genaue Abgrenzung unmöglich. Aus den Tabellen (Serie A) sieht man deutlich, wo die Abgrenzung in Zwischenperioden nicht exakt genug gewesen ist; ich habe deswegen verzichtet, in den untenstehenden Versuchsprotokollen darauf in jedem Fall aufmerksam zu machen.

Zum Abgrenzen des Mekoniums braucht man im allgemeinen keine Kohle, in zwei Fällen (verstopfte Kinder!) war es doch etwas schwer, die Übergangsgrenze mit bloßem Auge festzustellen. In diesen Fällen konnte aber mit dem Mikroskop durch das Vorhandensein von Lanugohärchen die Grenze zwischen dem Mekonium und dem Brustmilchstuhl bestimmt werden.

Harn: Der Harn wurde in 4 tägigen Perioden gesammelt. Die Sammelflasche stand bis zum Ende der Periode im Eisschrank mit einem kleinen Thymolkörnchen versetzt. Beim Sammeln des Harns muß man besonders darauf achten, daß der im Gummischlauch und Flasche ab·setzende Niederschlag sorgfältig durch Spülen mit destilliertem Wasser mit in die Sammelflasche kommt. Die Kinder haben trotz 13 tägigen Liegens in der Schwebe keinerlei nachteilige Erscheinungen gezeigt. Sie haben im allgemeinen zuerst abgenommen und dann zugenommen, ganz wie alle anderen Neugeborenen. Nur bei der einen Frühgeburt trat Präputialödem auf, wodurch das Sammeln des Urins verhindert wurde.

Einteilungsgrade für den Hautikterus: Die ikterischen Kinder habe ich in 4 Kategorien geteilt, I—IV. Die mit Ikterus I (= + in den Tabellen) zeigten einen ganz leichten Hautikterus, der nur im Gesicht eben sichtbar war, in anderen Körperregionen aber erst nach einem Fingerdruck nachweisbar wurde. Kinder mit Ikterus II zeigten schon deutliche gelbliche Verfärbung der Conjunctivae bulbi und der ganzen Haut, Palmae und Plantae ausgenommen, wo man nie ohne Drücken Zeichen von Ikterus sehen kann. Ikterus III bedeutet eine etwas intensivere Gelbfärbung der Haut, und bei Ikterus IV zeigt die ganze Haut eine stark braun-gelbe Verfärbung. Schon in diesem Zusammenhang möchte ich betonen, daß die Conjunctivae bulbi beim Ikterus neonatorum keine

Ausnahmestellung zeigen, wie oft behauptet wird; sie werden auch ikterisch, der Unterschied ist hier nur der, daß beim Erwachsenen der Ikterus zuerst in der Conjunctiva, beim Kind aber zuerst im übrigen Gesicht und erst später in der Conjunctiva sichtbar wird. Dieser zeitliche Unterschied ist aller Wahrscheinlichkeit nach darauf zurückzuführen, daß die Conjunctivae bulbi des Neugeborenen eine viel festere Beschaffenheit als die Conjunctiva des Erwachsenen zeigen. Es ist anzunehmen, daß die Conjunctiva des Neugeborenen auch viel ärmer an Lymphe ist als die Conjunctiva bulbi des Erwachsenen, und später werden wir sehen, daß der Lymphreichtum des Gewebes die wichtigste Rolle beim Auftreten der ikterischen Verfärbung spielt. Meine Einteilung ist ganz willkürlich, und oft ist es etwas schwer, zu sagen, zu welcher Gruppe man den Ikterus rechnet. An der Hautfarbe allein läßt sich nicht immer die wahre Intensität des Ikterus erkennen. Kinder, deren Haut (wegen Blutfüllung) eine rosa Grundfarbe hat, zeigen die Gelbfärbung viel undeutlicher als Kinder mit einer Haut von blasser Grundfarbe. Mit einiger Erfahrung lernt man doch in jedem einzelnen Fall durch den Totaleindruck, den das Kind auf einen macht, die Intensität des Ikterus richtig beurteilen, wie ich mich durch gleichzeitige Untersuchungen über den Gallenfarbstoffgehalt im Blute oft überzeugen konnte.

Ich führe hier zuerst kurz die Protokolle an, in denen ich das Geburtsgewicht und das klinische Verhalten dieser „Stoffwechsel"-kinder notiert habe. Die Zahlen über die Stuhl- und Urinmengen und den Gallenfarbstoffgehalt befinden sich sämtlich in den Tabellen I bis XIII, Serie A.

Die Nummern der Fälle und die der Tabellen entsprechen einander.

Fall 1. Kind: Fröhlich, geb. 30. VII. 1912. Gewicht 3200 g. Physiologische Abnahme bis 3020 g, dauerte 3 Tage; am 14. Tage 3260. Nach 12 Stunden angelegt. Gut getrunken I. Tag 85 g, II. 120, III. 290, IV. und folgende 340—570. Stühle dünn, grünlich mit etwas Schleim 4—5 täglich. Wurde gar nicht ikterisch.

Fall 2. Kind: Manteufel, geb. 4. IX. 1912. Gewicht 3220 g. Physiologische Abnahme bis 2960, dauerte 4 Tage. Am 14. Tage 3100 g. Angelegt nach 12 Stunden. Trinkmengen klein. I. Tag 0, II. 70, III. 45, IV. 135, V und folgende 200—350. Stühle gut. 1 mal jeden 2. Tag. Ikterus + nach 22 Stunden; vom 3. bis 10. Tage Ikterus III. Verschwand am 15. Tage.

Fall 3. Kind: Kupke, geb. 8. IX. 1912. Gewicht 3280 g. Physiologische Annahme bis 2800, dauerte 6 Tage. Am 14. Tage 3000 g. Angelegt nach 12 Stunden. Getrunken I. Tag 10, II. 77, III. 90; IV. 140, V. 178; später 250—400. Stühle anfangs dünn, schleimig 4—5 täglich, an den letzten Tagen gut. Ikterus + nach 20 Stunden. Am 3. Tage Ikterus II., verschwand am 7. Tage.

Fall 4. Kind: Schmidt, geb. 18. IX. 1912. Gewicht 3500 g. Physiologische Abnahme bis 3140 g, dauerte 4 Tage. Am 14. Tag 3180. Angelegt nach 12 Stunden. Wenig getrunken: I. bis II. Tag 0, III. 42, IV. 205, V. 286, später 350—400. Verstopft, erster Brustmilchstuhl am 9. Tage.

Ikterus + nach 24 Stunden, vom 3. bis 7. Tag Ikterus II, verschwand am 14. Tage.

Fall 5. Kind Bessmann, geb. 3. X. 1912. Gewicht 4000 g. Physiologische Abnahme bis 3640, dauerte 5 Tage. Am 14. Tag 3740 g. Angelegt nach 12 Stunden. Getrunken: I. Tag 10, II. 100, III. 230, IV. 275, später 300—400. Stühle gut, 3—4 täglich. Gar nicht ikterisch.

Fall 6. Kind Elstermann, geb. 15. X. 1912. Gewicht 3770 g. Physiologische Abnahme bis 3440 g, dauerte 5. Tage. Am 14. Tage 3600 g. Angelegt nach 12 Stunden. Getrunken: I. Tag 90, II. 190, III. 250, IV. 310, später 350—550. Stühle in den ersten 8 Tagen gut, vom 8. bis 14 Tage sehr zerfahren. Kratzte sich viel, sehr verschlafen, Zuckungen im Gesicht („Stäupchen"!).

Ikterus + nach 16 Stunden, vom 2. bis 7. Tage Ikterus II, verschwunden erst am 18. Tage.

Fall 7. Kind Lewe, geb. 23. X. 1912, schwer asphyktisch, sofort abgenabelt. Gewicht 4030 g. Physiologische Abnahme bis 3560, dauerte 4 Tage. Am 14. Tage 3760. Angelegt nach 10 Stunden. Getrunken: I. Tag 0, II. 30, III. 145, IV. 350, später 350—400. Sehr schlaffes, abnorm blasses Kind. Stühle 1—2 täglich, leicht schleimig.

Gar nicht ikterisch.

Fall 8. Frühgeburt Schüler, geb. 31. X. 1912. 5—6 Wochen zu früh. Gewicht 2170 g. Physiologische Abnahme bis 1980 g, dauerte 4 Tage. Am 14. Tage 2200 g. Angelegt nach 10 Stunden. Getrunken: I. Tag 16, II. 95, III. 275, IV. 245, später 250—400 g. Stühle gut, schön gelb. 3—4 täglich. An den ersten 3 Tagen große Temperaturschwankungen, später Monothermie. Sehr verschlafen. Kleine punktförmige Blutungen im Nacken und an den Handrücken. Kleine Konjunktivalblutungen. Ikterus + nach 10 Stunden (vor dem ersten Trinken!), vom 4. bis 15. Tage Ikterus IV, verschwand am 18. Tage. Späterhin fortwährend gute Zunahme, dabei aber anämisch.

Fall 9. Kind Schönitz, geb. 8. XII. 1912. Gewicht 3230. Physiologische Abnahme bis 2800, dauerte 5 Tage. Am 14. Tage 2900. Angelegt nach 10 Stunden. Getrunken wenig: I. Tag 0, II. 60; III. 90, IV. 160, V. 235; später 210—360. Stuhl bis 8. Tag gut, 2—3 täglich, dann verstopft.

Ikterus + nach 28 Stunden; am 3. Tage etwas deutlicherer Ikterus I (schwach!), verschwand am 6. Tag.

Fall 10. Kind Engler, geb. 8. XII. 1912. Gewicht 3500. Physiologische Abnahme bis 3200 g, dauerte 4 Tage. Am 14. Tage 3380. Angelegt nach 10 Stunden. Getrunken: I. Tag 0, II. 30, III. 145, IV. 355, V. 460, später 500—560. Stühle dünn, häufig 6—7 täglich, schleimig. Verschlafen.

Ikterus + nach 40 Stunden, vom 4. bis 9. Tage Ikterus III, verschwand am 13. Tage.

Fall 11. Drillingskind Muth, Werner, geb. 21. II. 1913. Durch Sectio caesarea 4—5 Wochen zu früh. Gewicht 1740 g. Physiologische Abnahme bis 1680 g, dauerte 2 Tage. Das erstemal Flasche nach 22 Stunden. Getrunken: I, Tag 0, II. 120, III. 175, IV. 200, später 200—400 g. Gedeiht gut. Gewicht im 4. Monate 4200. Starke Anämie. Stühle überhaupt gut. Während des Ikterus verschlafen.

Ikterus + nach 20 Stunden; das Kind bekam 12 Stunden alt etwas gekochtes Wasser. Sonst hatte das Kind, das durch Sectio caesarea geboren wurde, vor dem Auftreten des Ikterus keine Nahrung bekommen.

Vom 3. bis 17. Tage Ikterus IV, verschwand am 28. Tage. Vom 7. bis 11. III. 1913 (6 Wochen alt) nochmals in die Stoffwechselschwebe genommen. Nicht mehr ikterisch. Wegen Präputial- und Scrotal-Ödems nach 3 Tagen herausgenommen. Gewicht dann 2800 g.

Fall 12. Kind Busse, geb. 15. I. 1913. Gewicht 3500 g, vom 2. bis 5. Tage Ikterus I. Gutes Gedeihen. 8 Wochen alt in die Stoffwechselschwebe genommen. Periode dauerte vom 18. III. bis 30. III. = 12 Tage. Zunahme während des Versuchs vom 4500—4750 g. Stühle gut. Tabelle XII a.

Fall 13. Kind Michler, geb. 25. X. 1912. Gewicht 3200. Ikterus II. Dauerte 8 Tage. Gutes Gedeihen. $2^3/_4$ Monate alt in die Stoffwechselschwebe. Periode vom 25. I. bis 5. II. 1913 = 12 Tage. Gewicht während des Versuches von 4620—4950 g. Stühle normal, 3—5 täglich. Tabelle XII b.

Nach beendetem Versuch wurde bei jedem Kinde im Stuhl die Sublimatprobe gemacht; sie war immer negativ. Hydrobilirubin war also noch nicht entstanden, und Bilirubin und Biliverdin waren die einzigen Gallenfarbstoffe, die vorhanden waren.

Besprechung der Resultate.

A. Gallenfarbstoffausscheidung im Stuhl und Urin.

Die Ergebnisse dieser Untersuchungsreihe liegen in den Tabellen I—XII, Serie A. Betrachten wir sie näher, so sehen wir, daß die beiden Frühgeburten unerwartet wenig Gallenfarbstoff, nur 3,87 resp. 3,91 mg, im Gesamtmekonium hatten (Tabelle XI und VIII). Bei den ausgetragenen Kindern ist die Menge schon bedeutend größer, aber immerhin noch sehr klein im Verhältnis zu dem, was man bisher angenommen hat. Bei den 6 ausgetragenen Kindern, deren Mekonium wir ohne Verlust bei der Geburt quantitativ auffangen konnten, fanden wir durchschnittlich nur 32,9 mg. Wie aus den Tabellen ersichtlich, besteht ein großer Teil vom Gallenfarbstoff des Mekonium, oft zur Hälfte und darüber, aus Biliverdin (ein Teil davon ist natürlich erst beim Extraktionsverfahren entstanden), das trotz saurer Reaktion des Mekoniums allmählich durch Oxydation von Bilirubin entstanden ist. Es hebt sich nun die Frage, inwieweit man jetzt berechtigt ist, aus dieser im Gesamtmekonium gefundenen Gallenfarbstoffmenge Schlüsse über die Gallenfarbstoffsekretion beim Foetus zu ziehen. Zunächst muß man an die Zerstörung des Gallenfarbstoffs beim längeren Stehen im Darm des Foetus denken. Erstens ist aber der Gallenfarbstoff im Mekonium nicht in gelöstem Zustand, sondern hauptsächlich in ausgefallener Form, und zweitens kann in schwach saurer Reaktion, wie sie das Mekonium hat, überhaupt keine nennenswerte Zersetzung des ausgefallenen Gallenfarbstoffs in Frage kommen. Weiterhin könnte man denken, daß der Teil des gebildeten Gallenfarbstoff, der beim Foetus ins Blut übergeht (wie wir später sehen werden), durch die Placenta ausgeschieden oder möglicherweise abgelagert werde. Dies ist aber nicht der Fall. Wir werden in einem späteren Kapitel, in dem wir die Rolle der Placenta für den Gallenfarbstoffkreislauf beim Foetus besprechen, die Beweise für diese Behauptung erbringen, daß die menschliche Placenta den Gallenfarbstoff weder durchläßt noch in sich ablagert.

Wir sind demnach berechtigt, diese Zahlen als Ausdruck des gesamten in der Fötalperiode gebildeten Gallenfarbstoffs zu betrachten. Durch die Untersuchungen von Zweifel[1]) weiß man, daß die Gallenfarbstoffsekretion beim Menschen schon im dritten Embryonalmonate beginnt. Unsere beiden Frühgeburten waren 4—6 Wochen zu früh, das ist etwa im 8. Embryonalmonate, geboren. In der ganzen Zeit vom 3.—8. Monat hatten sie nur ca. 4 mg Gallenfarbstoff gebildet. Die ausgetragenen Kinder, deren Fötalperiode nur ca. 1 Monat länger war, hatten doch ca. 8 mal mehr = 33 mg Gallenfarbstoff gebildet. Auf Grund dieser Bestimmung kommen wir zum folgenden Schlußsatz: **Die Gallenfarbstoffbildung ist beim Foetus ganz minimal bis zum letzten Monate, dann beginnt sie besonders rasch anzusteigen; die in der ganzen Fötalperiode gebildete Gallenfarbstoffmenge ist aber trotzdem auffallend klein (= ca. 33 mg).**

Weiter geht aus den Tabellen hervor, daß die in den 13 ersten Lebenstagen ausgeschiedene Gallenfarbstoffmenge bei ausgetragenen Kindern Werte zwischen ca. 120—160 mg hat.

Dabei läßt sich erstens kein Parallelismus zwischen der Intensität des Ikterus und den ausgeschiedenen Gallenfarbstoffmengen feststellen, und zweitens zeigen die ikterischen Kinder im allgemeinen keine größeren Mengen als die nicht ikterischen, wie man hätte erwarten können.

---

[1]) **Zweifel**, Untersuchungen über den Verdauungsapparat des Neugeborenen. S. 47. Hirschwald, Berlin 1874.

Um dies zu beleuchten, führe ich hier eine Tabelle an, in der die bei
einzelnen Kindern gefundenen Gesamtmengen (aus den Tabellen I—XI,
Serie A genommen) in mg angegeben sind:

Übersichtstabelle.

Ikterus III	Ikterus II	Ikterus I (0)	Ikterus 0	Frühgeburt
Tab. IV 3500 g } 152,89	Tab. VI 3770 g } 163,41	Tab. IX **3230 g** }**158,77**	Tab. V 4000 g } 152,52	Tab. VIII 2170 g } 98,7
Tab. X 3500 g } 138,07	Tab. III 3280 g } 127,03		Tab. I 3200 g } 123,98	
Tab. II **3220 g** }**126,63**				

Das Kind Lewe kann nicht mit diesen Kindern verglichen werden,
denn das Kind wurde im Gegensatz zu allen anderen wegen schwerer
Asphyxie sofort abgenabelt. Die auffallend kleine Gallenfarbstoffausscheidung bei ihm, 105,83 (Tab. VII), ist wohl darauf zurückzuführen, daß bei dem abnorm blassen, sehr schlaffen Kind überhaupt alle Stoffwechselvorgänge sehr darniederlagen, und zweitens,
daß seine Blutmenge wegen der frühzeitigen Abnabelung viel geringer
war als bei den anderen. Der Hämoglobinumsatz war dann natürlich
auch kleiner, und die Gallenfarbstoffausscheidung in gleichem Maße.
Sonst ist besonders interessant, daß auch Kind Lewe, das keinen Ikterus
hatte, doch in den ersten 5 Tagen, die ja nur bei der Entstehung des
Icterus neonatorum in Frage kommen, sogar etwas mehr Gallenfarbstoff
ausschied als die ikterischen Kinder.

Um die Ausscheidungsverhältnisse in den kleineren Zwischenperioden
möglichst anschaulich zu machen, habe ich Fig. 2 gezeichnet. Sie zeigt
den Verlauf der Gallenfarbstoffausscheidung in den ersten 13 Tagen bei
verschiedenen Neugeborenen graphisch dargestellt. In den Fällen, wo
die Abgrenzung des Kotes in den Zwischenperioden nicht exakt gewesen ist, und wo deswegen die in zwei nacheinanderfolgenden Perioden
ausgeschiedenen Gallenfarbstoffmengen zusammengefügt sind (siehe Tabellen IV und IX), habe ich bei der Zeichnung der Kurven das arith-
metische Mittel benutzt.

Die mittleren, dick gezeichneten Kurven sind Durchschnittskurven.
Kurve *a* gibt die Verhältnisse bei 2 nicht ikterischen Kindern, Kurve *b* die
bei 6 ikterischen Kindern an. Wir sehen zuerst, daß die Ausscheidungs-
kurven bei nicht ikterischen und ikterischen Kindern einen ganz ähnlichen Verlauf haben und beinahe zusammenfallen. Die Gesamtaus-

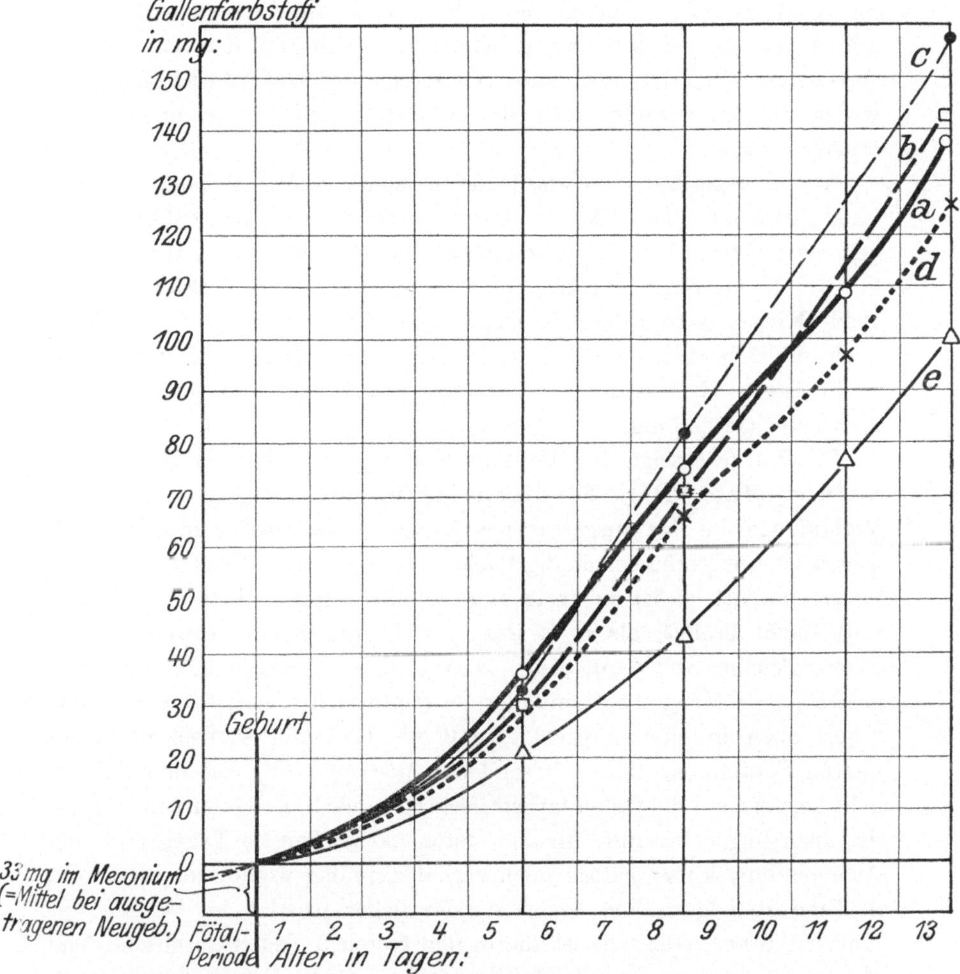

Fig. 2. Gesamtausscheidung von Gallenfarbstoff im Stuhl und Urin in 13 Tagen bei Neugeborenen.

a Bei nicht ikterischen ausgetragenen N.[1]), Mittel von 2; *b* bei ikterischen ausgetragenen N., Mittel von 6; *c* bei Kind: Schönitz: Ikterus I, Gewicht 3230 g; *d* bei Kind: Manteufel: Ikterus III, Gewicht 3220 g; *e* bei Frühgeburt: Schuler: Ikterus IV, Gewicht 2100 g.

[1]) N = Neugeborenen.

scheidung bei den ikterischen Kindern beträgt 144,2 mg, bei nicht ikterischen 138,3 mg, also beinahe gleiche Mengen. Was wieder die Ausscheidung in den ersten für den Ikterus kritischen Tagen betrifft, so zeigen die Kurven, daß die Menge bei nicht ikterischen Kindern sogar etwas größer ist als bei ikterischen Kindern. Auch die Kurven *c* und *d* sprechen dafür, daß man aus der Menge der Gallenfarbstoffbildung weder die Entstehung noch die Intensität des Icterus neonatorum erklären kann.

Kurve *c* zeigt den Verlauf der Gallenfarbstoffausscheidung beim Kind Schönitz (Tab. IX), das nur einen ganz schwachen, bald vorübergehenden Ikterus hatte; Kurve d wieder dieselbe beim Kind Manteufel (Tab. II), das einen starken, 15 Tage lang dauernden Ikterus hatte. Beide Kinder hatten dasselbe Geburtsgewicht (3230 resp. 3220 g; siehe auch die Übersichtstabelle), und doch schied das Kind Schönitz in 13 Tagen viel mehr Gallenfarbstoff (158,77 mg) aus, als das Kind Manteufel (126,63 mg).

Die Kurve *e* zeigt uns die Ausscheidungskurve bei der Frühgeburt Schuler (Tab. VIII). Die Kurve hat in großen Zügen den gleichen Verlauf wie die der ausgetragenen Kinder. Der Anstieg in den ersten Tagen ist nur verhältnismäßig flacher (weniger steil). Was die Gesamtmenge betrifft, so ist sie trotz ungewöhnlich starken Ikterus (18 Tage lang) nicht größer, als etwa das Gewicht des Kindes erwarten läßt.

Vergleichen wir dann die in verschiedenen Zwischenperioden ausgeschiedenen Mengen miteinander, so ergibt sich folgendes: Wir haben schon oben auseinandergesetzt, daß die Gallenfarbstoffsekretion im letzten Fötalmonate einen besonderen Anstieg zeigt. Aus den Kurven geht hervor, daß die Gallenfarbstoffsekretion nach der Geburt noch rapider anzusteigen beginnt. In den ersten „kritischen" 5 Tagen läuft die Ausscheidungskurve jedoch noch verhältnismäßig wenig steil, erst vom 6. Tage ab beginnt ein besonders deutlicher Anstieg im Verlauf der Kurven. Aber jedenfalls ist die in den ersten 5 Tagen ausgeschiedene Menge schon ebenso groß wie die in der ganzen Fötalperiode ausgeschiedene Menge. Die vom 6. Tage ab in den folgenden 3 Tagen ausgeschiedene Menge ist wiederum annähernd ebenso groß, und der steile Anstieg der Kurven dauert dann unverändert bis zum Ende der Gesamtperiode fort.

In dieser allmählichen Steigerung, die wir in der Gallenfarbstoffsekretion haben nachweisen können, sehen wir nichts Pathologisches. Wir betrachten die Steigerung nach der Geburt als direkte Fortsetzung derjenigen Steigerung, die sich schon im letzten Fötalmonate konstatieren ließ. Daß die Gallenfarbstoffsekretion dann nach der Geburt fortwährend und noch verhältnismäßig rapider ansteigt, bringen wir in Beziehung zu dem Beginn eines selbständigen Lebens. Überall im Organismus beginnt mit der Geburt eine lebhafte Tätigkeit; der Gesamtstoffumsatz steigt und als dessen Folge ebenso die Sekretion und Ausscheidung der Abfallsprodukte (Urin usw.), zu denen auch bekanntlich der Gallenfarbstoff gehört.

Eine andere Frage ist dann, inwieweit man bei der Erklärung des nochmaligen besonders steilen Anstiegs in der Gallenfarbstoffsekretion vom etwa 6. Tage ab, also von einem Tage, der nichts mehr mit der Entstehung des Icterus neonatorum zu tun hat, noch andere Momente in Betracht ziehen muß. Die bei drei Kindern in einer etwas späteren Periode (in der 6. Woche und zweimal in der 8.—12. Woche) ausgeschiedenen Gallenfarbstoffmengen (Tabelle XII a und b; XI) sind wieder pro Tag berechnet in unerwarteter Weise kleiner als die etwa vom 6. Tage ab ausgeschiedenen Mengen. Von der klinischen Erfahrung weiß man, daß alle Kinder im 2.—3. Monate eine gewisse Anämie zeigen; die Blutuntersuchungen von Karnitzky[1]) sprechen auch dafür. Er fand in deisem Alter die niedrigsten Zahlen für rote Blutkörperchen. Andererseits steht durch mehrere Untersuchungen (Heimann l. c., Schiff[2]) u. a.) fest, daß die neugeborenen Kinder bei der Geburt sehr hohe (von 5—8 Mill.) Erythrocytenzahlen zeigen. Schiff hat weiterhin nachgewiesen, daß etwa vom 6.—8. Tage ab, nach dem Ablauf des Ikterus, wie er selbst betont, eine andauernde merkbare Verminderung der roten Blutkörperchen bei allen Kindern beginnt. Alles dies spricht dafür, daß der steile Anstieg in der Gallenfarbstoffsekretion, die nach den Kurven etwa am 6. Tage anfängt, wirklich nur einen vorübergehenden Zustand darstellt und daß zu seiner Entstehung neben physiologischer Steigerung die von anderer Seite beobachtete gleichzeitige besondere Verminderung der Erythrocytenanzahl beitragen muß.

Etwa vom 6. Tage ab können wir demnach eine Zeitlang (wie lange, das kann ich auf Grund meiner Untersuchungen nicht genau sagen; die Zahlen beim Kind Muth, Tab. XI, sprechen dafür, daß diese Periode höchstens 3—4 Wochen dauern kann) eine besonders vermehrte Gallenfarbstoffbildung konstatieren. Dies ist wiederum Ausdruck eines ver-

---

[1]) Karnitzky, Archiv f. Kinderheilk. **36**, S. 48. 1903.
[2]) Schiff, Archiv f. Kinderheilk. **15**, S. 191. 1893.

mehrten Zerfalls von roten Blutkörperchen, was hier möglicherweise darauf zurückzuführen ist, daß die schon in der Fötalperiode gebildeten Erythrocyten zu dieser Zeit allmählich ihre Lebensfähigkeit zu verlieren beginnen. Daß die im Neugeborenenblute zurückbleibenden Gallenbestandteile, vor allem die Gallensäuren, hierbei auch eine Rolle spielen, ist sehr anzunehmen. Man weiß ja, daß eine chronische Cholämie immer auch zu Anämie führt. Besonders interessant in dieser Beziehung ist, daß die Frühgeburten, von denen, wie wir bald sehen werden, beinahe alle einen langdauernden Ikterus haben, auch sämtlich auffallend anämisch werden.

B. Gallenfarbstoffausscheidung im Urin.

Vorher haben wir über die gemeinsame Gallenfarbstoffausscheidung im Stuhl und Urin gesprochen. Aus den Tabellen geht hervor, daß die Gesamtausscheidung zum allergrößten Teil aus dem allein im Stuhl ausgeschiedenen Gallenfarbstoff besteht. Der im Urin ausgeschiedene Anteil ist sehr klein, aber zu bemerken ist, daß bei jedem Neugeborenen doch etwas Gallenfarbstoff im Urin ausgeschieden wird. Schon Biffi und Galli (l. c.) haben Gallenfarbstoff mit einer modifizierten Gmelinschen Reaktion bei jedem Neugeborenen nachweisen können. Wenn wir die ausgeschiedenen Werte näher betrachten, so sehen wir, daß hier eine gewisse Kongruenz zwischen den im Urin ausgeschiedenen Mengen und der Intensität des Ikterus vorhanden ist. Bei der stark ikterischen Frühgeburt Schuler finden wir die größte Ausscheidung, 1,65 mg (Tab. VIII) in 14 Tagen. Dies macht schon 1,6% von der Gesamtausscheidung. Bei den ausgetragenen deutlich Ikterischen finden wir Werte von 1,41 mg (Tab. VI) und 1,15 (Tab. X) usw., die 0,5—0,9% von der Gesamtausscheidung machen. Bei den nicht ikterischen Kindern war der höchste Wert 0,19 mg, was nur 0,1% von der Gesamtausscheidung macht. Die Hauptmenge wurde entweder in den ersten 4 Tagen oder in den darauffolgenden 4 Tagen ausgeschieden. In den Urinportionen vom ersten Tage war noch kein Gallenfarbstoff vorhanden. Die größten Bilirubinmengen fanden sich konstant in jenem Urin, in dem die größten Harnsäuremengen makroskopisch sichtbar waren. Und in mikroskopischen Untersuchungen fand ich auch manchmal größere Sedimentkonglomerate, die aus Harnsäurekrystallen und Bilirubinkörnchen bestanden und durch ein glasig-schleimiges Gerüst zusammengehalten wurden.

Über die Löslichkeit des Gallenfarbstoffes im Urin des Neugeborenen.

Dieser letzte Befund deutet klar darauf hin, daß ebenso wie Harnsäure beim Neugeborenen schon zum allergrößten Teil in der Niere ausfällt (der Harnsäureinfarkt des Neugeborenen ist ja allgemein bekannt), Bilirubin auch schon in der Niere ausfällt und nicht erst etwa beim Stehen im Urin des Neugeborenen. Hiermit sind wir zu der interessanten Frage gekommen, worauf es beruht, daß der Gallenfarbstoff im Urin des Neugeborenen beinahe ausschließlich nur in Form von Körnchen vorkommt. Knöpfelmacher[1]) hat bei Neugeborenen im Urin verhältnismäßig wenig Dinatriumphosphat, das ja alkalisch reagiert, gefunden und ist der Meinung, daß der Urin der Neugeborenen dadurch saurer als der Urin des Erwachsenen sein muß; er führt das Ausfallen des Bilirubins auf diese Verhältnisse zurück. Lichwitz[2]) hat aber gezeigt, daß die H-Ionen-Konzentration des Urins für das Ausfallen der Harnsäure keine Rolle spielt, sondern daß die Harnsäure im Urin in erster Linie durch verschiedene undialysierbare Stoffe = „Schutzkolloide" in Lösung gehalten wird. Unser mikroskopischer Befund spricht ja deutlich dafür, daß Bilirubin und Harnsäure in der Niere des Neugeborenen gleichzeitig ausfallen, und es ist demnach anzunehmen, daß auch beim Ausfallen des Bilirubins „Schutzkolloide" die Hauptrolle spielten. Diese Annahme wird durch folgende Umstände gestützt: Im Blut kommt Bilirubin beim lebenden Neugeborenen nur gelöst vor, die Bilirubinkrystalle, die zum erstenmal von Orth[3]) in Neugeborenenleichen beschrieben wurden, sind Produkte postmortaler Erscheinungen. Blut ist auch besonders reich an Kolloiden. Beim Übergang aus dem Blut in die Niere wird der Gallenfarbstoff größtenteils seiner „Schutzkolloide" beraubt. Hans Fischer (l. c.) hat gezeigt, daß Taurocholsäure ein ausgezeichnetes „Schutzkolloid" für den Gallenfarbstoff ist. Mit derselben kann man Bilirubin im Urin auch bei saurer Reaktion in Lösung halten. Daß Taurocholsäure und Gallenbestandteile überhaupt auch beim Neugeborenen und beim jungen Säugling, wenn sie reichlicher in den Urin übergehen, den Gallenfarb-

---

[1]) Knöpfelmacher, Das Verhalten des Gallenfarbstoffs im Harn beim Icterus neonatorum. Jahrb. f. Kinderheilk. **47**, S. 447. 1897.

[2]) Lichtwitz, Die Löslichkeit der wichtigsten Steinbildner im Harn. Zeitschr. f. experim. Pathol. u. Therap. **13**, S. 271. 1913.

[3]) J. Orth, Über das Vorkommen von Bilirubinkrystallen beim neugeborenen Kinde. Virchows Archiv **63**, S. 447. 1875.

stoff entweder größtenteils oder ganz und gar in Lösung halten können, zeigt folgender Befund: Je intensiver der Ikterus, desto mehr gelöster Gallenfarbstoff im Urin. Ich habe z. B. bei einem 9 Tage alten Kinde mit Icterus neonatorum gravis und bei einem 4 Wochen alten Kinde mit kongenitalem Gallengangsverschluß bei saurer Reaktion den Gallenfarbstoff nur gelöst im Urin gefunden. Um etwas Klarheit über die Beziehungen zwischen den Gallensäuren und dem Gallenfarbstoff im Neugeborenenurin zu bekommen, versuchte ich die Gallensäure im Urin der Neugeborenen nachzuweisen. Es gibt in der Literatur eine Angabe, daß es Halberstamm[1]) gelungen ist, im Neugeborenenurin Gallensäuren nachzuweisen. Halberstamm hat kleine Urinportionen, 30—40 ccm, direkt mit Chloroform geschüttelt, den Chloroformrückstand direkt oder nach der Behandlung mit Petroläther zum Nachweis der Gallensäuren mit der Pettenkoferschen Reaktion benutzt. Es ist kein Wunder, daß er auf diese Weise bei jedem Neugeborenen Gallensäuren fand, denn der Chloroformrückstand vom Urin enthält ja alles Mögliche, u. a. Bilirubin, das mit Pettenkoferschem Reagens behandelt auch ein Farbenspiel gibt. Mir ist es nicht gelungen, Gallensäuren in kleineren (nicht einmal in 1 l) Urinmengen nachzuweisen! Erst wenn ich 10 l Urin von verschieden stark ikterischen Kindern gesammelt hatte, konnte ich Gallensäuren einwandfrei isolieren und auf spektrophotometrischem Wege identifizieren. Ich habe die Methode von Neukomm[2]) dazu benutzt. Auf diese Weise konnte ich von 10 l Urin eine kleine Menge eines weißen flockigen Niederschlages bekommen, der aus verfilzten Nadeln und schönen Nadelbüscheln bestand. Diese Pettenkofersche Probe gab eine prachtvolle Rotfärbung, und die nachher folgende spektrophotometrische Untersuchung zeigte ein Absorptionsband zwischen 580—520 $\mu\mu$, die Extinktion war bei 550 $\mu\mu$ ca. 5 mal so groß als bei 590 $\mu\mu$. Diese Methode ist keine quantitative, aber trotzdem läßt sich sagen, daß die Gallensäuren im Urin des Neugeborenen nur äußerst spärlich vorkommen; dadurch wird das Ausfallen des Bilirubins ermöglicht. Warum die Gallensäuren ebenso wie auch der Gallenfarbstoff so spärlich bei gewöhnlichem Icterus neonatorum, im Gegensatz zum Ikterus bedingt durch Gallengangsverschluß, ausgeschieden werden, trotzdem sie in großen Mengen im Blute vorkommen können, wie wir bald sehen werden, ist eine für

---

[1]) Halberstamm, l. c.

[2]) Zit. nach Abderhaldens Handbuch der bioch. Arbeitsmethoden **2**, S. 668. 1910.

die Entstehung des Icterus neonatorum besonders wichtige Frage. Zu ihr werden wir noch bei der Besprechung einiger Tierexperimente zurückkehren.

Fasse ich das wesentlichste Ergebnis dieser Untersuchungsreihe zusammen, so ist es folgendes:

Die Gallenfarbstoffbildung ist beim Foetus bis zum **letzten Monat** des Fötallebens **ganz minimal.** Dann ist eine bedeutende Steigerung zu konstatieren. In ganzer Fötalperiode werden jedenfalls nur durchschnittlich ca. 33 mg Gallenfarbstoff ausgeschieden.

Die schon im letzten Fötalmonate nachweisbare vermehrte Gallenfarbstoffbildung wird mit dem Beginn des selbständigen Lebens bedeutend erhöht. Vom ca. 6. Tage ab läßt sich in der Gallenfarbstoffbildung des Neugeborenen ein besonders steiler Anstieg nachweisen.

In den ersten 13 Tagen werden im ganzen ca. 140 mg Gallenfarbstoff ausgeschieden, daher im Urin bei ikterischen Neugeborenen 0,5—1,6% (je nach der Intensität des Ikterus), bei nicht ikterischen Kindern werden im Urin nur ganz minimale Mengen, höchstens 0,1% von der Gesamtmenge ausgeschieden. Die Gesamtausscheidung bei ikterischen und bei nicht icterischen Neugeborenen zeigt keinen prinzipiellen Unterschied, auch in den einzelnen Zwischenperioden wurden bei ikterischen Kindern keine größeren Mengen ausgeschieden.

Es gibt keine Kongruenz zwischen der Intensität des Ikterus und den ausgeschiedenen Gesamt-Gallenfarbstoffmengen.

Mit diesen Befunden verlieren alle hämatohepatogenen Theorien, die den Icterus neonatorum auf einen abnorm großen Zerfall von roten Blutkörperchen bei den ikterischen Neugeborenen zurückführen wollen, den Boden.

Es bleiben nur die rein hepatogenen Theorien übrig.

III. Durch Untersuchungen über den Gallenfarbstoffgehalt des Neugeborenenblutes

versuchte ich dann im Sinne der hepatogenen Theorien dem Wesen und der Ätiologie des Icterus neonatorum näher zu treten.

Die Untersuchungen umfassen 61 Kinder, unter diesen 18 Frühgeburten und 2 Foeten. Bei 12 von diesen Kindern wurde der Gallenfarbstoffgehalt des Blutes 5—8 mal untersucht, zuerst im Nabelschnurblut, und die folgenden Untersuchungen im Verlaufe der ersten 2 (bisweilen 4—8) Wochen. In 5 von diesen letzten Fällen wurde dabei der
Gallenfarbstoffgehalt des Blutes bei der entsprechenden Mutter einmal
vor, einmal während und einmal nach der Geburt bestimmt. Außerdem wurde zum Vergleich der Gallenfarbstoffgehalt bei 4 gesunden
Erwachsenen bestimmt. Bei den übrigen Kindern wurde der Gallenfarbstoffgehalt des Blutes nur 1—4 mal bestimmt. Die Resultate dieser
Bestimmungen sind in den Tabellen I—XV, Serie B, niedergelegt. Diejenigen Kinder, die schon einige Wochen alt waren und bei denen ich
nur Vergleichswerte haben wollte, sind nicht in den Tabellen mitgenommen worden. Sonst habe ich die wichtigsten klinischen, den Ikterus
betreffenden Daten in den Tabellen erwähnt und verzichte deswegen,
von den untersuchten Kindern weitere „Kranken"geschichten zu geben.

Wie aus den Tabellen ersichtlich, habe ich leider Kontrollunter-
suchungen nur in einer kleinen Anzahl von Fällen machen können.
Zu jeder Bestimmung muß man ja 2—4 ccm Blut haben, und es gelingt
beim Neugeborenen nicht immer leicht, einmal diese Menge zu bekommen,
um so weniger eine doppelte Menge.

Betrachten wir die Tabellen. Zuerst sehen wir in Nr. I den Gallenfarbstoffgehalt beim Foetus. Ich habe nur 2 Foeten — es waren im ca.
7. Schwangerschaftsmonate totgeborene Kinder — zur Untersuchung bekommen. Die Ätiologie des Todes in utero war unbekannt. Die Kinder
zeigten keine luetischen Erscheinungen, keine Osteochondritis luetica.
Bei diesen beiden Foeten war der Gallenfarbstoffgehalt des
Blutes vermehrt im Vergleich zu den Werten bei Erwachsenen. Bei
den Foeten fanden wir Werte: 20,0 und $15,5 \cdot 10^{-5}$ g pro 100 ccm Blut,
bei gesunden Erwachsenen Werte: $8,5—3,76 \cdot 10^{-5}$ g pro 100 cmm Blut
(Tab. III—VI u. a.). Der Unterschied ist absolut genommen
nicht groß, relativ (in bezug auf die gebildete Gallenfarbstoffmenge)
betrachtet aber schon bedeutend. Daß diese Vermehrung kein
Zufall ist, zeigen dann die weiteren Untersuchungen über den Gallenfarbstoffgehalt des Blutes von der allerletzten Fötalzeit, d. w. s. des
Nabelschnurblutes.

In diesem fötalen Nabelschnurblut (daß das durch so-
fortiges Abnabeln gewonnene Nabelschnurblut streng genommen Fötal-
blut ist, ist ja ohne weiteres klar) fand ich immer einen vermehrten

Gallenfarbstoffgehalt (von $13,0—58,2 \cdot 10^{-5}$ g pro 100 ccm Blut), der oft bedeutend die beim totgeborenen Kinde gefundenen Werte überstieg.

Und besonders interessant ist folgender Befund: diejenigen Kinder, die in ihrem Nabelschnurblut einen besonders hohen Gallenfarbstoffgehalt hatten, wurden sämtlich ikterisch (die Mehrzahl stark ikterisch), diejenigen Kinder wieder, die einen auffallend geringen Gehalt hatten, bekamen in der Regel keinen Ikterus (Tab. II—XII). Aus den mittleren Zahlen aber ließ sich nichts Bestimmtes über die Entstehung oder über die Intensität des künftigen Ikterus im voraus sagen.

Zuerst dachte ich, daß diese Vermehrung im Nabelschnurblut vielleicht irgendeinen Zusammenhang mit der Dauer oder Schwere der Geburt hat. Bei 20 Frauen wurde deswegen der Geburtsverlauf genau verfolgt. Bei schweren und langdauernden Geburten fand ich aber keine höheren Werte (siehe z. B. Tab. IV, 2a, wo nur $23,84 \cdot 10^{-5}$ g trotz einer ungemein schweren Geburt, Dauer 42 Stunden, Wendung e. c.) im Nabelschnurblute als bei leichter Geburt. Den höchsten ($58,2 \cdot 10^{-5}$ g) Gallenfarbstoffgehalt fand ich sogar in einem Falle, bei dem die Geburt eine äußerst leichte war und im ganzen nur 2 Stunden dauerte (Tab. VIII). Es läßt sich demnach kein Zusammenhang zwischen der Schwere und Dauer der Geburt auf der einen Seite und zwischen der Höhe des Gallenfarbstoffgehaltes im Nabelschnurblute nachweisen. Und dies zeigt uns, daß der Geburtsprozeß überhaupt keine ursächliche Rolle hierbei spielen kann. Die Erklärung für den vermehrten Gallenfarbstoffgehalt des Nabelschnurblutes muß irgendwo anders liegen.

Daß dieser vermehrte Gallenfarbstoffgehalt vom Fötus selbst und nicht etwa von der entsprechenden Mutter stammt, zeigen unsere Bestimmungen klar. Der Gallenfarbstoffgehalt des Nabelschnurblutes war 4—14,2 mal höher als der bei den entsprechenden Müttern. Nebenbei bemerkt gegenüber der Behauptung von Gilbert Lereboullet und Stern (l. c.) haben wir bei den Schwangeren keine höheren Werte als bei den anderen Erwachsenen gefunden. Und sonst zeigte der Gehalt bei den Müttern keine nennenswerten Schwankungen, er war vor, während und nach der Geburt ziemlich gleich.

Verfolgen wir dann weiter nach der Geburt den Gallenfarbstoffgehalt des Blutes, so zeigen die Tabellen, daß er bei jedem Neugeborenen anzusteigen beginnt, bei einigen schneller, bei anderen langsamer. In den ersten 3—5 Stunden ist die Steigerung klein (Tab. VI, VII u. a.), dann fängt sie an, rascher in die Höhe zu gehen; es tritt bei manchen Kindern bald der Hautikterus auf. Je höher der Gallenfarbstoffgehalt des Blutes steigt, um so intensiver ist auch der Hautikterus. Es existiert demnach eine Kongruenz zwischen dem Gallenfarbstoffgehalt des Blutes und der Intensität des Ikterus, was von Biffi und Galli geleugnet wurde. Ebenso wie der Hautikterus, so zeigt auch der Gallenfarbstoffgehalt des Blutes sehr große Schwankungen. Der Maximalgehalt schwankt zwischen ca. $100—820 \cdot 10^{-5}$ g pro 100 ccm Blut. Dieser letzte Wert wurde bei einem Kinde, 5 Tage alt, mit Icterus neonatorum gravis 2 Tage vor dem Tode gefunden. Tab. XIII, 4.

Der höchste Gallenfarbstoffgehalt des Blutes wird zu sehr verschiedenen Zeiten erreicht. Bei einigen schon am 3. Tage (nicht ikterischen Kindern), bei manchen erst am 5.—9. Tage. Nach erreichtem Maximum verhalten sich die Kinder auch sehr verschieden. Bei einigen geht der Gallenfarbstoffgehalt rasch zurück, bei anderen langsamer, bei einem Kinde war dann ein nochmaliger Anstieg (Tab. IV, 1a) zu konstatieren. Hand in Hand mit Herabgehen des Gallenfarbstoffgehaltes geht auch der Hautikterus zurück.

Bei den Frühgeburten ist beinahe Regel, daß das Maximum, das im allgemeinen sehr hoch liegt, erst etwas später, am 6.—10. Tage, erreicht wird (Tab. XIII). Der Gallenfarbstoffgehalt hält sich bei ihnen auch länger hoch und dementsprechend verschwindet der Hautikterus bei ihnen oft erst nach mehreren, sogar erst nach 5—10 Wochen. Bei ganz kleinen Frühgeburten war es eigentlich ein prognostisch günstiges Zeichen, wenn das Kind in gewöhnlicher Zeit ikterisch wurde. Trat der Ikterus erst spät auf, wie z. B. bei einer Frühgeburt von 1500 Geburtsgewicht, wo der Ikterus extrem spät am 10. Tage auftrat, so war es auch Zeichen von sehr kleiner Lebenskraft. Dies Kind gedieh auch schlecht und starb 21 Tage alt an Marasmus (Tab. XIV, 5). Sonst waren alle 18 Frühgeburten, bei denen ich Blutuntersuchungen gemacht habe, ikterisch, die meisten sehr stark, einige wenige („lebensschwache") nur schwach. Dies will ich schon hier besonders betonen.

Bei denjenigen ausgetragenen Kindern, die nichtikterisch werden, wird das Maximum schon am 3.—4. Tage erreicht und der maximale Gallenfarbstoffgehalt steigt bei ihnen nicht höher als ca. $125 \cdot 10^{-5}$ g pro 100 ccm Blut. In diesem Gebiet liegt auch der Grenzgehalt, der zur Entstehung des Ikterus erforderlich zu sein scheint. In den meisten

Fällen wurde der Ikterus sichtbar, wenn dieses Gebiet nur überschritten wurde und er verschwand wieder, wenn der Gallenfarbstoffgehalt unterhalb dieser Grenze sank. Ich möchte deshalb einen Gallenfarbstoffgehalt von $125,0 \cdot 10^{-5}$ g pro 100 ccm Blut als Grenze für den Hautikterus betrachten. Diese Grenze ist keine scharfe, bisweilen tritt der Hautikterus schon etwas unterhalb derselben auf (Tab. VII, 4) und ist auch bisweilen noch sichtbar, trotzdem der Gallenfarbstoffgehalt sogar bedeutend unterhalb dieser Grenze liegt (Tab. XIV, 7); ab und zu ist der Hautikterus noch nicht aufgetreten, trotzdem die Grenze schon seit einiger kürzerer Zeit überschritten ist. In der großen Mehrzahl der Bestimmungen bewegte sich der Gallenfarbstoffgehalt beim Auftreten und beim Verschwinden des Ikterus um diesen Grenzwert $125,0 \cdot 10^{-5}$ pro 100 ccm Blut.

Der Unterschied und die Schwankungen im Gallenfarbstoffgehalt des Blutes beim Auftreten des Hautikterus beruhen auf folgenden Faktoren: 1. auf der Dicke der Haut. Plantae und Palmae werden ja nie sichtbar ikterisch, 2. auf dem Lymphreichtum der Haut und des Unterhautzellgewebes und 3. im negativen Sinne auf dem Blutreichtum der Haut und des Unterhautzellgewebes. Je mehr Blut im Unterhautzellgewebe, desto weniger ausgeprägt ist der Hautikterus. Schreit z. B. ein ikterisches Kind, so verliert der Hautikterus dabei viel an Intensität, weil das rote Hämoglobin eine stärkere Färbekraft hat als das gelbe Bilirubin. Auch erscheinen die besonders blutreichen Hautteile, die Lippen und Fingerspitzen, auch beim intensiven Ikterus nicht sichtbar ikterisch. Daß wieder die Lymphe oder genauer gesagt der Gallenfarbstoffgehalt der Lymphe direkt den Hautikterus bedingt und nicht z. B. irgendein Ausfallen des Gallenfarbstoffes in den Geweben, beweist folgendes: der Gallenfarbstoffgehalt des Blutes und das Auftreten und die spätere Intensität des Hautikterus zeigen eine ziemlich genaue zeitliche Kongruenz, wie wir eben gesehen haben. Wäre der Gallenfarbstoff in ausgefallener Form in den Geweben vorhanden, so könnten diese raschen Intensitätsschwankungen und das rasche Verschwinden des Ikterus, das man oft trifft, auf keine Weise erklärt werden. Daß das Blut direkt nicht den Hautikterus, wenn da auch reichlich Gallenfarbstoff zirkuliert, erzeugen kann, haben wir auch eben auseinandergesetzt; übrig bleibt nur die Lymphe. Der Gallenfarbstoff geht in die Lymphe über, und in einem Fall konnte ich im Punktat von einer faustgroßen Kiemengangscyste annähernd denselben Gallenfarbstoffgehalt nachweisen, als im Blutplasma zu gleicher Zeit. (Tab. XIV 9.)

Weiterhin konnte ich bei einem Kinde, das wegen aminotischer Verwachsungen 2 fünfmarkstückgroße offene Hautwunden hatte, sehen, wie die aus der granulierenden Wundfläche herausperlende Lymphe mit zunehmendem Ikterus immer gelber wurde; in Watte aufgesaugt ließ sich darin Bilirubin nachweisen. Auch die bekannte Tatsache, auf die Birch-Hirschfeld (l. c.) zuerst aufmerksam gemacht hat, daß die Perikardialflüssigkeit der neugeborenen Kinder im Gegensatz zu den später gestorbenen eine oft ziemlich starke gelbe Farbe hat, spricht dafür, daß ein Austausch von Gallenfarbstoff zwischen Blut und Lymphe stattfindet.

Die Gelbfärbung der Haut beim gewöhnlichen Icterus neonatorum zeigt nie einen grünlichen Schimmer und dementsprechend habe ich auch im Plasma nie präformiert Biliverdin gesehen, auch nicht im Nabelschnurblut, was ich aus besonderen Gründen an dieser Stelle betone. Nur bei einem kranken Kinde mit langdauerndem Ikterus habe ich Biliverdin im Plasma gefunden (Tab. XV, 2). Ebenso bei einem Kinde (6 Wochen alt) mit kongenitalem Gallengangsverschluß.

Um das Ergebnis dieser Blutuntersuchungen besser zu beleuchten, und um speziell ein möglichst anschauliches Bild vom Gallenstoffgehalt des Blutes und dessen Beziehungen zum Hautikterus geben zu können, habe ich einige Gallenfarbstoffkurven des Blutes graphisch dargestellt. Die Kurven beziehen sich immer auf einzelne Kinder. Durchschnittskurven hier zu zeichnen, hätte keinen Sinn gehabt, denn jedes Kind hat seinen eigenen Typus, und außerdem hätte man aus Durchschnittskurven kein richtiges Bild von den großen Schwankungen bekommen können, die im Gallenfarbstoffgehalt bei einzelnen Kindern vorkommen.

Fig. 3 zeigt den Gallenfarbstoffgehalt des Neugeborenenblutes in absoluten Zahlen von der Geburt an bis zum Ende der zweiten Woche bei vier verschieden schweren und verschieden stark ikterischen Kindern und bei einem nichtikterischen Kinde. Die unterste beinahe gradlinig und horizontal laufende Kurve gibt den Gallenfarbstoffgehalt bei den entsprechenden Müttern an. Da kommen, wie schon erwähnt, nur ganz kleine Schwankungen und Differenzen vor, und deswegen fallen ihre Kurven zusammen. Die Kinder wieder zeigen sehr große Schwankungen. Die leichtesten Kinder (die möglicherweise etwas zu früh geboren wurden, das subnormale Gewicht spricht dafür) zeigen besonders hohe Werte (Kind P. Tab. VIII $727{,}5 \cdot 10^{-5}$ g. Kind G. Tab. IX $553{,}5 \cdot 10^{-5}$ g pro 100 ccm Blut), während andere der Intensität des Ikterus entsprechend bedeutend kleinere Werte zeigen. Das Maximum der

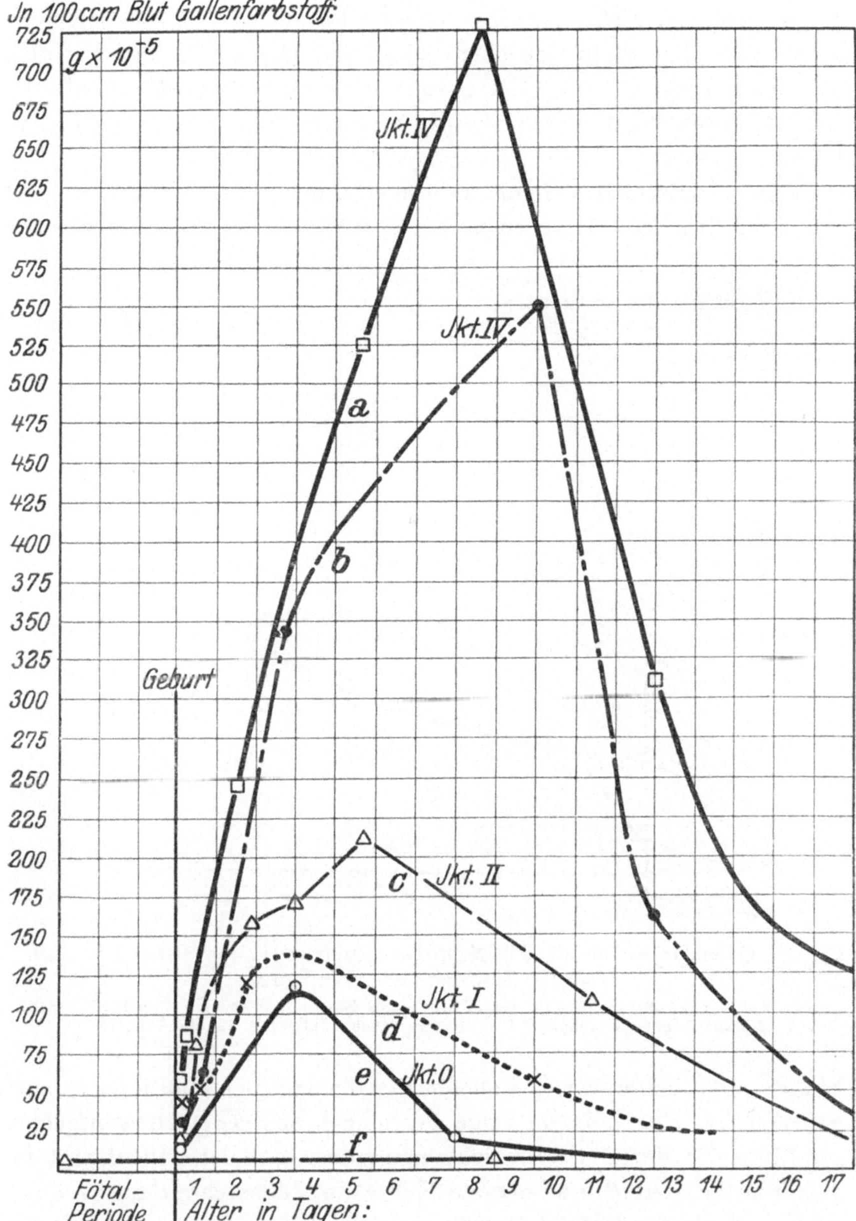

Fig. 3. Gallenfarbstoffgehalt des Blutes bei verschieden schweren und verschieden
stark ikterischen Neugeborenen.

a Kind: Panzer: Geburtsgewicht 2640, Ikterus IV, Dauer 30 Tage, Tabelle VIII, 1; *b* Kind:
Goebel: Geburtsgewicht 2830, Ikterus IV, Dauer 14 Tage, Tabelle IX; *c* Kind: Bohmke: Geburts-
gewicht 3250, Ikterus II, Dauer 12 Tage, Tabelle V; *d* Kind: Hanft: Geburtsgewicht 3620, Ikterus I,
Dauer 2 Tage, Tabelle X; *e* Kind: Haase: Geburtsgewicht 3100, Ikterus 0, Tabelle XII: *f* Mütter:
Bohmke, Panzer, Goebel, Hanft.

Kurve bei dem nichtikterischen Kinde (die unterste gebogene Kurve) liegt etwas unterhalb der oben erwähnten Grenze für Hautikterus. Und auch übrigens ist der Unterschied im Verlaufe der Gallenfarbstoffkurven bei den ikterischen und nichtikterischen nur gradueller Natur.

Fig. 4 zeigt den Verlauf der Gallenfarbstoffkurven innerhalb der ersten 42 Stunden. Daneben ist auf der Kurve angegeben, in welcher

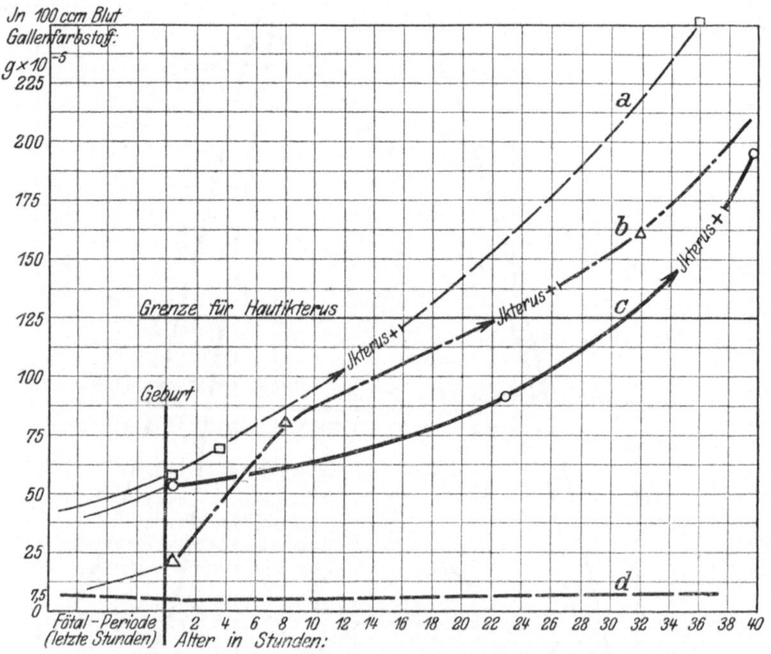

Fig. 4. Gallenfarbstoffgehalt des Neugeborenenblutes in den ersten 40 Stunden und das Auftreten des Hautikterus.

a Kind: Panzer: Ikterus IV, Tabelle VIII, 1a; *b* Kind: Bohmke: Ikterus II, Tabelle V; *c* Kind: Ritter: Ikterus II, Tabelle VI; *d* Mutter: Panzer: Ikterus 0, Tabelle VIII, 1b.

Stunde und bei welchem Gallenfarbstoffgehalt der Hautikterus aufgetreten ist. Die unterste Linie bezeichnet den Gallenfarbstoffgehalt im Blute der Mutter P. Da sieht man zuerst, daß der Gallenfarbstoffgehalt beim Kind P. (die oberste Kurve) im Nabelschnurblute 7,4 mal größer ist als der Gallenfarbstoffgehalt des Blutes zu gleicher Zeit bei der Mutter P.

Weiter sehen wir, daß der Gallenfarbstoffgehalt des Blutes nach der Geburt einen beständigen Anstieg zeigt, der verschieden steil in die Höhe geht, so daß die oben erwähnte Grenze für Hautikterus zu verschiedenen Zeiten (nach 12, 22 und nach 34 Stunden) überschritten wird. Was den Zeitpunkt für das Auftreten des Hautikterus betrifft, so kommen da große Schwankungen (wie schon aus der Klinik bekannt) vor: in einem Fall nach 10 Stunden, in einem anderen (die unterste Kurve) erst nach 34 Stunden. Auch ist der Gallenfarbstoffgehalt zu dem Zeitpunkt, wo der Hautikterus sichtbar wird, etwas verschieden.

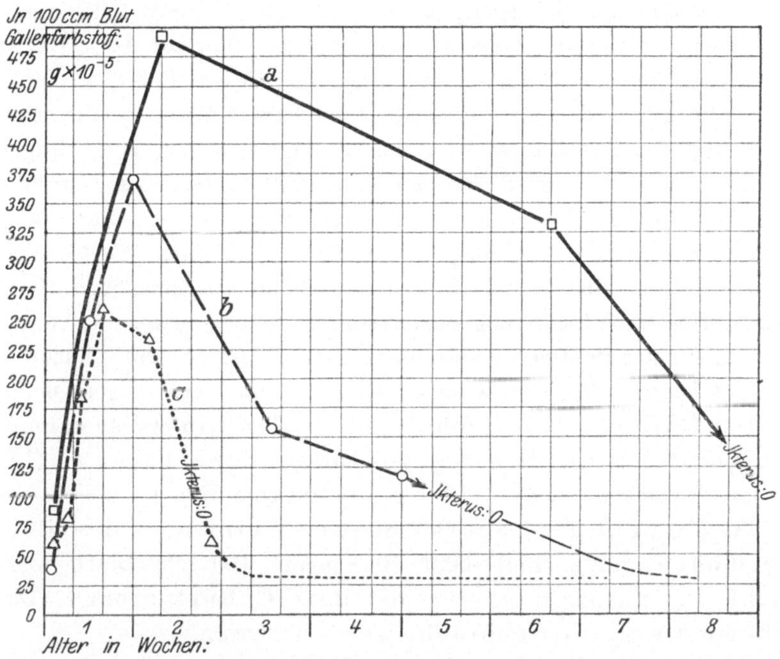

Fig. 5. Gallenfarbstoffgehalt des Neugeborenenblutes beim Ikterus mit normalem und mit prolongiertem Verlauf.

a Frühgeburt: Z.: 1200 g, Ikterus IV, Dauer 8 Wochen, Tabelle XIII; *b* Kind: Jelitto: 3020 g, Ikterus IV, Dauer 4¹/₂ Wochen, Tabelle XI; *c* Kind: Ritter: 3350 g, Ikterus II, Dauer 13 Tage, Tabelle VI.

Die Schwankungen sind aber hier viel kleiner und wir sehen, daß der Gallenfarbstoffgehalt sich doch in allen Fällen um die Grenze bewegt. Und zuletzt die Fig. 5.

Da ist der zeitliche Verlauf verschiedener klinischer Formen vom Icterus neonatorum gezeichnet. Die unterste Kurve zeigt den Verlauf des Gallenfarbstoffgehaltes im Blute bei einem Kind mit gewöhnlichem Icterus neonatorum, bei dem der Hautikterus am 13. Tage verschwunden war (Tab. VI). Den anderen Kurven messe ich einen besonderen Wert bei. Die mittlere Kurve gibt den Gallenfarbstoffgehalt des Blutes eines angeblich ausgetragenen Kindes von 3030 g Geburtsgewicht an (Tab. XI, 1). Da wurde das Maximum gewiß schon am 7. Tage erreicht, aber der Gallenfarbstoffgehalt hielt sich ungewöhnlich lange hoch und der Hautikterus verschwand erst am 31. Tage. Dabei zeigte das Kind gute Zunahme, im Alter von einem Monat ein Gewicht von 3350 g, und verhielt sich sonst in jeder Hinsicht wie ein gesundes Kind. Diese Kurve bildet den Übergang zu der obersten Kurve, die uns den typischen (immerhin etwas zu prolongierten) Verlauf der Gallenfarbstoffkurve bei den Frühgeburten zeigt. In diesem Fall (Tab. XIII, 1) hielt sich der Gallenfarbstoffgehalt des Blutes 8 Wochen lang ziemlich hoch und der Hautikterus war auch so lange sichtbar. Die Frühgeburt gedieh gut, nahm in 8 Wochen von 1200—2400 g zu, wurde aber auffallend anämisch wie alle kleineren Frühgeburten. Diese Ikterusformen mit einem prolongierten Verlauf, mit einer 3—10 Wochen langen Dauer, die ich bei debilen, angeblich ausgetragenen Kindern angetroffen habe (bei Frühgeburten sind sie ja die Norm), sind besonders wichtig für das richtige Verständnis des Icterus neonatorum. Zusammenfassend ist das Ergebnis dieser Untersuchungsserie folgendes:

Der Gallenfarbstoffgehalt des fötalen Blutes ist vermehrt im Vergleich zu dem bei gesunden Erwachsenen. $(15{,}5$— $20 \cdot 10^{-5}$ g gegen ca. 3—$9 \cdot 10^{-5}$ g pro 100 ccm Blut.)

Im Moment der Geburt findet man eine noch deutlichere Vermehrung (ca. $13{,}0$—$60{,}0 \cdot 10^{-5}$ g pro 100 ccm Blut), welche nicht in Zusammenhang mit dem Geburtsprozeß (Dauer, Schwere usw.) selbst gebracht werden kann.

Diejenigen Kinder, die im Nabelschnurblut einen besonders hohen Gallenfarbstoffgehalt hatten, wurden sämtlich ikterisch. Diejenigen Kinder, die im Nabelschnurblut einen auffallend geringen Gallenfarbstoffgehalt hatten, bekamen in der Regel keinen Ikterus.

Nach der Geburt steigt der Gallenfarbstoffgehalt des Blutes bei jedem Kinde. Der Anstieg dauert 3—10 Tage und geht verschieden steil in die Höhe.

Kinder, bei welchen der Gallenfarbstoffgehalt des Blutes eine bestimmte (etwas unscharfe) **Grenze für Hautikterus** $(= 125{,}0 \cdot 10^{-5}$ g Gallenfarbstoff pro 100 ccm Blut) überschreitet, werden ikterisch.

Die Intensität des Hautikterus zeigt eine Kongruenz mit dem Gallenfarbstoffgehalt des Blutes (Schwankungen zwischen $125{,}0$—$800 \cdot 10^{-5}$ g).

Kinder, bei welchen die Steigerung schon etwa am 3. Tage aufhört und der Gallenfarbstoffgehalt unterhalb der erwähnten Grenze bleibt, werden nicht ikterisch.

Die Frühgeburten zeigen im allgemeinen einen sehr hohen Gallenfarbstoffgehalt in ihrem Blute. Der Anstieg dauert bei ihnen gewöhnlich 6—10 Tage und der Gallenfarbstoffgehalt hält sich bei ihnen wochenlang oberhalb der Grenze.

IV. Klinische Beobachtungen.

Zu jeder Arbeit über den Icterus neonatorum gehören ja eigentlich genaue statistische Angaben, erstens über das Vorkommen des Icterus neonatorum überhaupt, dann speziell in verschiedenen Monaten, bei Knaben und Mädchen usw. (Parrot l. c., Quisling l. c., Unger l. c. u. a.). Man hat fernerhin versucht, unter Berücksichtigung des klinischen Verhaltens der Neugeborenen, der Darmerscheinungen, der Gewichtsschwankungen usw. irgendeine ätiologische Erklärung für die Entstehung des Icterus neonatorum zu geben. Die statistischen Zusammenstellungen auf Grund der klinischen Beobachtungen haben aber zu ganz verschiedenen Resultaten geführt. Was erstens die Frequenz betrifft, so findet der eine den Ikterus in 84,5% (Cruse l. c.), der andere in 20,2% (Unger l. c.) und behauptet der eine, daß z. B. die ikterischen Kinder eine Nabeleiterung nachweisen lassen (Porak und Durante[1]), so kommt ein anderer, der das hat nicht konstatieren können (Stumpf[2]). Ebenso ist es mit manchen anderen Momenten, denen man auf Grund klinischer Studien eine besondere Rolle bei der Entstehung des Icterus neonatorum zugeschrieben hat.

Ich habe im ganzen das klinische Verhalten bei 355 ausgetragenen Neugeborenen und bei 42 Frühgeburten von 900—2500 g verfolgen können. Von jedem Kinde wurde ein „Kranken"-Blatt mit Gewichts- und Temperaturkurven geführt. Auf den Kurven wurden außerdem das Auftreten des ersten Brustmilchstuhles, die Beschaffenheit der Stühle, deren Anzahl, wann das erstemal angelegt, einzelne Trinkmengen und eventuell auftretende Besonderheiten notiert. Dabei wurde von mir selbst zweimal täglich die Hautfarbe (das Auftreten des Ikterus und eventuelle Intensitätsschwankungen) notiert. Während dieser Untersuchungen habe ich mich allmählich überzeugen können, daß keines von den aufgezählten Momenten irgendeine nachweisbare Rolle weder bei der Entstehung noch auch bei dem weiteren Verlaufe des Ikterus spielte. Die ikterischen Kinder unterscheiden sich von den nichtikterischen nur insofern, daß sie beim ausgesprochenen Ikterus Symptome

---

[1] Porak und Durante, Arch. de méd. des enfants **4**, Nr. 6. 1901.
[2] Stumpf, Wiener klin. Rundschau **44**, S. 51. 1910.

wie Schläfrigkeit, abnormes Kratzen des Gesichts zeigen, usw. Symptome, die man als Folgeerscheinung von jedem cholämischen Zustand erkennt. Ich verzichte, dieses negative Ergebnis durch mehrere statistische Tabellen zu beweisen; deren gibt es schon genug über die Klinik des Icterus neonatorum.

Eine Zahl möchte ich nur erwähnen. Von den untersuchten 355 ausgetragenen Kindern hat mein Auge in 82% einen leichten oder schweren Hautikterus gesehen. Von den 42 Frühgeburten wurden alle ikterisch, mit Ausnahme eines 2100 g wiegenden Zwillingskindes. Bei ihm konnte man keinen Hautikterus sehen! Es war ein sehr blasses Kind, das einen sehr wenig lebenskräftigen Eindruck machte, und es starb auch an Lungenatelektasen am 7. Tage. Ich glaube, daß ich schon auf Grund dieser Anzahl von Frühgeburten berechtigt bin, den Satz aufzustellen: alle lebensfähigen Frühgeburten ($= < 2500$ g) werden ikterisch.

Wenn auch die Entscheidung, ob das Kind eben ikterisch ist, oder nicht, der Subjektivität einen freien Spielraum läßt, so deutet doch diese hohe Prozentzahl klar darauf hin, daß die Häufigkeitsziffer von Icterus neonatorum nicht mit der Besserung der hygienischen Verhältnisse in den Entbindungsanstalten so merklich zusammengeschrumpft ist, wie es die Freunde von Infektionstheorien (zuletzt Unger l. c.) behaupten. Dies ist auch der einzige Grund, warum ich diese Prozentzahl erwähnt habe, denn wie es schon aus den vorangehenden experimentellen Untersuchungen hervorgegangen ist, gibt es ja keine Berechtigung mehr, die Kinder mit Hautikterus von den anderen so streng zu unterscheiden. Der Hautikterus ist ja nur auf einen graduellen Unterschied im Gallenfarbstoffgehalt des Blutes bei den „ikterischen" Kindern zurückzuführen.

Ich glaubte am Anfang dieser Studie, daß man den Infektionen eine besondere Rolle als ätiologischer Faktor bei der Entstehung des Icterus neonatorum zuschreiben muß, und deswegen habe ich die ganze Zeit den Beziehungen zwischen Infektionen und Icterus neonatorum eine besondere Aufmerksamkeit geschenkt. Dabei bin ich aber zu dem bemerkenswerten Resultate gekommen, daß der Icterus neonatorum ganz unabhängig von den eingetretenen Infektionen sowohl enteraler als auch parenteraler Natur verläuft.

Ich gebe hier einige hierher gehörende, typische Krankengeschichten an:

Nowakowski, geboren 21. VII. 1913. Gewicht 3780 g. Geburt leicht. Atmung vom ersten Tage an röchelnd, etwas erschwert. Am 2. Tag Atmung sehr oberflächlich. Temp. 39,6° C. Feuchtes Rasseln im linken Oberlappen. In den nächsten Tagen große Temperaturschwankungen. Gewichtsabnahme in 5 Tagen bis 3300 g. Atem erschwert. Spastisch. Am Ende der ersten Woche Symptome verschwunden. Geheilt.

Diagnose: Aspirationspneumonie.

Ikterus war äußerst schwach vom 2. bis 4. Tage (am 6. keine Spur mehr; Tabelle XIV, 6).

Gericke, geboren 2. VI. 1913. 6 Tage alt, verweigert die Brust. 7 Tage alt, Zuckungen im ganzen Körper beim Berühren. 8 Tage alt in die Klinik aufgenommen. Bewußtlos, Kiefersperre. Blitzartige Zuckungen, Opistotonus. 39°. 11 Tage alt Exitus während eines heftigen Krampfanfalles. Sektion: Hyperämie verschiedener Organe. Diagnose: Tetanus neonatorum. Am 8. Tag nur Spuren von Ikterus, am 9. Tage war der Ikterus verschwunden trotz fortdauernden Fiebers, Krämpfe usw.

Herrmann, geboren 1. VII. 1913. Gewicht 3000 g. Bis 6. Tage o. B. Dann Fieber, Unruhe. Verfall. Aufnahme in die Klinik. Blasse Hautfarbe, später Hautabscesse. Fieber 39—37° bis zum 18. Lebenstage, dann Exitus. Sektion: Eiter aus den Nabelarterien. Multiple Abscesse. Diagnose: Nabelsepsis.

Hatte keinen Ikterus.

Zembrowicz, 13. IV. 1913. Gewicht 3300 g. In den 5 ersten Tagen normale physiologische Abnahme. Am 6. Tage sehr schlechte schleimige spritzende Stühle. Rasche Gewichtsabnahme. Am 7. Tage Gewicht 2800 g. Fieber 39° C („Inanitions"-fieber? Infektion?). Wird schlaff und elend. Schlechte Stühle bis zum 12. Tage. Dann beginnt die Zunahme. Geheilt. Diagnose: Enterale Infektion. Ikterus vom 2. Tage ab; am 5. Tage Ikterus II. Trotz schwerer Darmerscheinungen geht der Ikterus langsam zurück. Am 10. Tage verschwunden. Tab. IV, 2.

Ebensowenig wie bei diesen Infektionen konnte ich bei der kongenitalen Lues irgendeinen besonderen Einfluß auf den Verlauf vom Icterus neonatorum konstatieren. Der Ikterus trat gar nicht auf oder verschwand in gewöhnlicher Zeit oder sogar ungewöhnlich früh (dies oft bei luetischen Frühgeburten): Ich führe nur folgende Krankengeschichten als Beispiele an:

Lerch, geboren 22. III. 1913. Vater luetisch. Frühgeburt. Gewicht 1760 g bei der Aufnahme, 8 Tage alt. Ikterus ungewöhnlich schwach für eine Frühgeburt. Ikterus verschwindet am 13. Tage trotz Schnupfens und remittierenden Fiebers. Dermatitis papulosa. Wassermann +++. 15 Tage alt Exitus. Diagnose: Lues congenita.

Hoffmann, 9. VIII. 1912 geboren. 3 Wochen zu früh. Ausschlag bei der Geburt am Körper, an Fußsohlen und Handtellern. Aufnahme 6 Tage alt. Temp. 34,5°. Über den ganzen Körper Dermatitis papulosa. Leber palpierbar. 10 Tage alt Exitus. Sektion: Osteochondritis luetica. Lebervergrößerung usw. Wurde gar nicht ikterisch.

Trützler, geboren 23. IX. 1912. Gewicht 2300 g. Frühgeburt. Wird am 4. Tage sehr stark ikterisch. Ikterus verschwindet nach 26 Tagen. Zu gleicher Zeit treten frische luetische Hauteruptionen auf. Wassermann +++. Blieb am Leben. 21. XI. entlassen. Gewicht 3200. Diagnose: Lues congenita.

Was die Beziehungen zwischen Lues und Infektion betrifft, so ist es besonders interessant, daß schon Hochsinger[1]) dieselbe Beobachtung wie ich gemacht hat. In seiner Monographie über die hereditäre Syphilis erwähnt er, daß er bei ganz jungen Säuglingen, die schwere kongenitale Lues hatten, nur dann (außerhalb des Neugeborenenalters) einen Ikterus gesehen hat, wenn eine nachweisbare Gallengangsstenose, durch Gummata oder Narben bedingt, vorhanden war. Leider ist dieser Befund von Hochsinger bisher gar nicht beachtet worden, denn fortwährend spricht man ja von luetischem Ikterus bei Neugeborenen (Skormin, l. c., Morize, l. c. u. a.).

Meine Beobachtungen über die Beziehungen zwischen bakteriellen Infektionen und Icterus neonatorum stehen auch im Widerspruch mit der allgemeinen Ansicht. Ebenso wie vom luetischen Ikterus spricht man auch allgemein von „infektiösem", vor allem von septischem Ikterus als eine besondere Folgeerscheinung von verschiedenen Infektionen. (Abrami, l. c., Porak und Durante, l. c., Lehrbücher der Kinderheilkunde: Finkelstein[2]) u. a.)

Wie schon gesagt, habe ich keinen Einfluß von seiten der Infektionen auf den Verlauf des Icterus neonatorum konstatieren können. Möglich ist es zwar, daß die Infektionen in gewissen Fällen indirekt durch Verhinderung der normalen allgemeinen Entwicklung einen verzögernden Einfluß auf den Verlauf des Icterus neonatorum haben, ich aber habe keine ähnlichen Fälle gesehen.

Und ich spreche die Vermutung aus, daß es sich in den Fällen von „septischem Ikterus" meistens um schwächliche, etwas unreife Kinder handelt, die einen prolongierten Ikterus (wie wir ihn schon beschrieben haben, siehe Fig. 5) haben und sekundären Infektionen erliegen. Ich selbst habe einige ähnliche Fälle von „septischem Ikterus" von Geburt an bis zum Tode verfolgen können. Ich führe folgende zwei sehr charakteristische Krankengeschichten an:

Frühgeburt Rieß, geboren 27. IV. 1913. Gewicht 1930 g. Große Temperaturschwankungen 36,5—39° in den ersten Tagen. Dann Monothermie. Gute Zunahme. Stühle gut, gelb. Wird 2 Monate alt mit einem Gewicht von 2450 g entlassen. Wassermann —. Draußen bekommt das Kind bald Grippe, Allgemeinzustand verschlechtert sich rasch und nach 2 Wochen langer Krankheit Exitus 10. VII. Das Kind wurde 22 Stunden alt ikterisch, der Ikterus

---

[1]) Hochsinger, Studien über die hereditäre Syphilis. S. 316. Leipzig-Wien 1898.

[2]) H. Finkelstein, Lehrbuch der Säuglingskrankheiten. II. Hälfte, S. 435. 1912.

war besonders intensiv 4 Wochen lang (Tabelle XV, 1), dann ließ er etwas nach, dauerte aber deutlich und ohne Intensitätsveränderung während der Grippe bis zum Tode. (Dr. Rosenberg.)

Sektion (Dr. Rosenberg, gütigst von ihm mir mitgeteilt): Ikterisch. Kleine miliare frische Abscesse in verschiedenen Organen, spärlich auch in der Leber.

Leber normaler Struktur (mikroskopisch und makroskopisch), keine Anomalien. Ductus venosus Arantii geschlossen. Gallengänge durchgängig.

Diagnose: Sepsis. Ikterus.

Richter, geboren 5. III. 1913. Gewicht 3000 g. Vom ersten Tage an Erbrechen. Langsam abgenommen. 5 Wochen alt 2710 g. Stühle gelb, meistens schleimig: Keine Fiebererscheinungen bis 22. IV. Dann Grippe. Trotz Sondenfütterung (Pylorussondierung) andauernde Abnahme. Exitus 13. V. Gewicht 2400 Alter $2^{1}/_{4}$ Monate. Das Kind war vom ersten Tage ab ikterisch. Ikterus dauerte ungewöhnlich lange (Tabelle XV, 2). Verschwand erst kurz vor dem Tode.

Sektion: Pylorus kaum mit feiner Sonde passierbar, dick, knorpelhart. Leber o. B. Diagnose: Pylorusstenose.

Es ist leicht zu verstehen, daß man diese Fälle, wenn man sie nicht von Geburt an oder wenigstens vor ihrer Erkrankung (Sepsis usw.) kennen gelernt hat, nicht richtig deuten kann und daß man den vorhandenen Ikterus in ätiologischen Zusammenhang mit der augenblicklichen Krankheit bringt.

Diese Selbständigkeit und Unabhängigkeit des Icterus neonatorum gegenüber Infektionen ist um so auffallender, wenn man denkt, wie leicht die Erwachsenen und etwas ältere Kinder einen Ikterus im Anschluß an verschiedene Infektionskrankheiten (Pneumonie, Scharlach, Typhus usw.) bekommen. Aber andererseits ist es bekannt, daß Säuglinge = Kinder unter einem Jahre äußerst selten im Anschluß an Darmstörungen, ebenso wie bei Infektionen, einen Ikterus bekommen (siehe Fletsch[1]), Neumann[2])). Und während schwerer Icterus-catarrhalis-Epidemien werden die Säuglinge durchweg geschont (Fletsch, l. c.). Dies deutet klar darauf hin, daß die Leber im Säuglingsalter sehr refraktär gegen alle fremden schädlichen Einflüsse ist, und eine besondere Unabhängigkeit und Selbständigkeit aufweist, die mit den Jahren allmählich abgeschwächt werden. Das Neugeborene scheint sich nach meinen Beobachtungen in dieser Hinsicht schon ganz so wie die Säuglinge überhaupt zu verhalten.

In diesem Zusammenhang wollte ich noch erwähnen, daß es gar nicht ungewöhnlich ist, daß der Icterus neonatorum bei einem kräftigen

---

[1]) Fletsch, Jahrb. f. Kinderheilk. **60**, S. 776. 1904.

[2]) Neumann, Zentralbl. f. Kinderheilk. Bd. **13**, Heft 7. 1908.

ausgetragenen Neugeborenen 10 bis 14 Tage dauert; somit finden wir alle möglichen Übergänge zu den prolongierten Formen (Dauer von 2 bis 10 Wochen), denen wir bei untergewichtigen, ausgetragenen Kindern und besonders häufig bei Frühgeburten begegnen.

Ebenso wie in der Dauer, so treffen wir auch in der Intensität alle möglichen Übergangsformen. Die schwerste Form mit dem größten Gallenfarbstoffgehalt des Blutes ist:

Der Icterus neonatorum gravis.

Pfannenstiel[1]) schon hat den Gedanken ausgesprochen, daß sowohl der Icterus neonatorum gravis als auch der Icterus neonatorum simplex auf eine gemeinsame, unbekannte Ätiologie zurückzuführen sind. In letzter Zeit ist aber Knöpfelmacher[2]) in einer Monographie über den Icterus neonatorum gravis für die Ansicht eingetreten, daß Icterus neonatorum nichts weiter wäre als Ausdruck von Sepsis. Nach alledem, was ich über die Beziehungen zwischen Sepsis und Icterus neonatorum schon gesagt habe, haben wir keine Veranlassung anzunehmen, daß die Sepsis sogar Ursache für diese schweren Formen wäre, wenn sie bei den leichteren Formen nicht einmal einen nachweisbaren Einfluß auf den gewöhnlichen Verlauf hatte. In den zwei Fällen, die ich selbst zu beobachten Gelegenheit gehabt habe, ließen sich auch keine Anhaltspunkte für Sepsis finden. Der Bakterienbefund z. B. im Blute war in beiden Fällen negativ. Ich führe hier kurz die beiden Krankengeschichten an, um dies zu zeigen:

Kind Weiß, geboren 17. VI. 1912. Mutter 19 Jahre, gesund. Erstes Kind. 2—3 Wochen zu früh. Gewicht 2600 g. Vom 2. Tage ab Ikterus, der Tag für Tag immer intensiver wird. Wird sehr matt, vom 5. Tage ab wird die Brust nicht mehr gefaßt. Immer schläfriger. Stuhl spärlich, dunkelbraun. Am 9. Tage Einlieferung in die Klinik. Intensiver Ikterus. Apathisch, schlaff. Temperatur 35° C. Puls arhythmisch. Stuhl dunkelbraun. Urin gelbbraun, klar. Gallenfarbstoff +. Blutentnahme: Bakteriologischer Befund (aerob und anaerob in hoher Schicht) negativ.

Am folgenden Tag vollständige Apathie. Keine Krämpfe. Exitus am 27. VI. Gewicht dann 2100 g.

Sektion: Intensive Gelbfärbung aller Organe. Nur das Gehirn ist weiß. Kein Kerninkterus (Schmorl). Perikardialflüssigkeit stark gelb gefärbt. Cerebrospinalflüssigkeit farblos. Leber braun, etwas derbe Konsistenz. In den Nieren rotbraune Niederschläge. Am Perikardium einzelne kleine punktförmige Blutungen. Sonst o. B.

Diagnose: Icterus neonatorum gravis.

---

[1]) Pfannenstiel, Münch. med. Wochenschr. 1908, Heft 42/43.

[2]) Knöpfelmacher, Ergebnisse der Inneren Medizin und Kinderheilk. **5,** S. 205 ff. 1910.

Kind Fiorenzano. Vater 27 Jahre, Albuminurie; Mutter 30 Jahre, Tuberkulose und Metritis gonorrhoica, deswegen schon zwei Aborte im III. Monate. Die Patientin am 8. III. 1913 im VII. Schwangerschaftsmonat geboren. Am Ende des 1. Tages Ikterus +. Am 2. Tag Ikterus schon intensiv. 3. Tag braungelbe Hautfarbe, wird immer mehr und mehr ikterisch. Apathisch. Gewicht 5 Tage alt 1540 g. Dann Blutentnahme für bakteriologische Untersuchung und für Gallenfarbstoffbestimmung. Bakteriologischer Befund (aerob und anaerob in hoher Schicht) negativ. Gallenfarbstoffgehalt $820,0 \cdot 10^{-5}$ g pro 100 ccm Blut = der höchste Wert! — Am 6. Tage trinkt das Kind nicht mehr. Sondenfütterung. Stuhl gelbbraun, spärlich. Kleine Zuckungen im Gesicht. Kleine Hautblutungen am Handrücken und im Nacken. Am 7. Tage vollständige Apathie. Exitus. Sektion nicht gestattet!

Diagnose: Icterus neonatorum gravis.

Dieses Bild erneuert sich in jedem Fall von diesem relativ seltenen Leiden. Unsere Fälle unterscheiden sich keineswegs von den anderen schon veröffentlichten Fällen (May[1]), Esch[2]), Lagrèze[3]) u. a.). Die Symptome sind in allen gleich, nur der Zeitpunkt des Exitus zeigt Schwankungen. In den Fällen von May (l. c.) z. B., in denen es sich um Kinder einer und derselben Familie handelte, starb das erste Kind am vierten, das zweite am dritten, das dritte am zwölften und das vierte am sechsten Tage nach der Geburt.

Beinahe in allen Fällen findet man kleine punktförmige Blutungen entweder schon im Leben auf der Haut, wie wir in unserem zweiten Falle gesehen haben, oder bei der Sektion in verschiedenen serösen Häuten. Diese kleinen Ecchymosen sind nun nach Knöpfelmacher der beste Beweis, daß es sich in diesen Fällen einfach um Sepsis handelt. Die Sache ist aber so, daß diese Blutungen gar nicht spezifisch allein für Sepsis sind, wir treffen sie in jedem ausgesprochenen cholämischen Zustand. Sie sind allgemein bekannt in den Fällen von extremster Cholämie: bei kongenitaler Gallengangsstenose, wo die Blutungen und Hämorrhagien neben dem intensiven Ikterus das Krankheitsbild vollständig beherrschen. (Beneke[4]), Glaister[5]), Frensdorf[6]), Sugi[7]) u. a.). Auch habe

---

[1]) May, Beitrag zum habituellen Icterus gravis der Neugeborenen. Archiv f. Kinderheilk. **56**, S. 313. 1911.

[2]) Esch, Über Kernikterus der Neugeborenen. Zentralbl. f. Gynäkol. **32**, S. 969. 1908.

[3]) Lagrèze, Über habituellen Icterus gravis der Neugeborenen. Inaug.-Diss. Straßburg. 1904.

[4]) Rudolf Beneke, in Marburger Universitätsgelegenheitsschriften 1906 bis 1909. 1907.

[5]) Glaister, The Lancet 1879, S. 273.

[6]) Frensdorf, Frankfurter Zeitschr. f. Pathol. **9**, S. 381. 1912.

[7]) Sugi, Monatsschr. f. Kinderheilk. **11**, S. 294. 1912.

ich sie ab und zu bei stark ikterischen Frühgeburten als eine mit dem Ikterus vorübergehende Erscheinung gesehen. Und es ist besonders interessant, daß schon Henoch[1]) dasselbe in einem Fall beobachtet hat, den er nicht „zu deuten wagt", der aber „in die Kategorie der zwar nicht gerade septischen, aber doch infektiösen Gelbsuchten der Neugeborenen" gehöre. Es handelte sich um ein intensiv ikterisches 14 Tage altes Kind, das „auf der Haut des Nackens, Rückens und der Extremitäten zerstreute miliare rote Flecken (Blutaustritte)" hatte. Der Ikterus und die Flecken verschwanden allmählich, das Kind genas. In allen diesen Fällen handelt es sich um Übergangsformen zum Icterus neonatorum gravis, Formen, die trotz starker Intensität doch eben noch eine günstige Prognose zeigen, und es ist demnach ganz unberechtigt und willkürlich, den Icterus neonatorum gravis von dem sog. gewöhnlichen Icterus neonatorum als eine selbständige Krankheit zu trennen.

Weiterhin gibt es noch einen wichtigen Umstand, der klar gegen die septische Natur des Icterus neonatorum gravis spricht. Das ist das häufige familiäre Auftreten des Icterus neonatorum gravis (May l. c., Rehn l. c., Lagrèze l. c.). — Duguid[2]), Busfield[3]) berichten von Familien, in denen mehrere Kinder nacheinander am Icterus neonatorum gravis gestorben sind. In dem von May veröffentlichten Fall starben alle vier Kinder einer Familie in den ersten Lebenstagen, wie schon angegeben wurde. Der Fall von Busfield (l. c.) zeigt wieder in einer und derselben Familie interessanterweise bei zehn Kindern verschiedene Übergangsformen: zwei Kinder zeigten einen leichten Icterus neonatorum, zwei hatten einen sehr intensiven Ikterus, blieben doch am Leben, während die übrigen sechs Kinder einen besonders intensiven Ikterus hatten = Icterus neonatorum gravis, dem sie alle in den ersten Tagen (von 4 bis 8) erlagen.

Indem wir auf diese Weise die Zusammengehörigkeit des Icterus neonatorum simplex und gravis nachgewiesen haben und sie nur als verschiedene Intensitätsstufen von einer einheitlichen Erscheinung kennen gelernt haben, möchte ich hier noch besonders eines betonen. Diese familiär auftretenden Fälle von Icterus neonatorum gravis weisen uns mit aller Deutlichkeit, daß bei ihrer Entstehung ein kongenitaler

---

[1]) Henoch, Vorlesungen über Kinderkrankheiten. S. 21 ff. 1903.

[2]) Duguid, A series of cases of Icterus neonatorum. Brit. med. Journ. 1, S. 319. 1906.

[3]) Busfield, A series of cases of Icterus neonatorum. Ibidem 1, S. 20. 1906.

Faktor eine wichtige Rolle spielt. Inwieweit man einen „kongenitalen" Faktor bei der Entstehung des Icterus neonatorum im allgemeinen in Betracht ziehen muß, werden wir bald erörtern.

Zum Schlusse dieses klinischen Teiles noch einige Worte über „den Icterus neonatorum, beruhend auf traumatischen Blutergüssen". Skormin (l. c.) hat behauptet, daß einige Fälle von Icterus neonatorum auf Resorption traumatischer Blutergüsse zurückzuführen sind. Ich kann diese Ansicht nicht teilen. Denn von drei Fällen von Cephalhämatom bekamen zwar zwei einen leichten Ikterus, einer trotz eines faustgroßen Cephalhämatoms blieb aber ohne Ikterus. Weiterhin wurde ein Kind, das einen Tentoriumriß und eine blutige Cerebrospinalflüssigkeit hatte, gar nicht ikterisch.

(Kind Matussek, geboren 1. II. 1913. Gewicht 2400 g. Leichte Geburt. Am zweiten Tage Krämpfe. Gespannte Fontanelle. Bewußtlos. Lumbalpunktion ergab am 4. II. dickes venöses Blut. Langsame Besserung. Keine Spur ikterisch.)

Die Resorption von Cephalhämatomen geht überhaupt und auch in den zwei Fällen, die einen leichten Ikterus bekamen, so langsam vonstatten, daß sie schon deswegen keine ätiologische Rolle bei der Entstehung des Icterus neonatorum spielen kann. Noch am 20. Tage hatte das Cephalhämatom z. B. beim Kinde Hanft eine Größe von einem Hühnerei (Tabelle X, siehe auch Tabelle XIV, 7).

Die Ergebnisse meiner klinischen Beobachtungen fasse ich in folgenden Sätzen zusammen:

Alle lebensfähigen Frühgeburten (unter 2500 g) zeigten den Icterus neonatorum; die große Mehrzahl einen sehr intensiven und mehrere Wochen lang dauernden. (Anzahl untersuchter Frühgeburten 42.)

82% von 355 untersuchten ausgetragenen Neugeborenen zeigten Hautikterus. Sie unterschieden sich klinisch von Kindern, die keinen Hautikterus zeigten, nur insofern, daß beim stark ausgesprochenen Ikterus leichte, für eine Cholämie charakteristische, sekundäre Erscheinungen auftraten (Schläfrigkeit, Kratzen usw.).

Es werden klinisch drei verschiedene Formen vom Icterus neonatorum unterschieden: Icterus neonatorum simplex; Icterus neonatorum prolongatus (Dauer über zwei Wochen); Icterus neonatorum gravis, deren Zusammengehörigkeit durch alle möglichen Übergangsformen nachgewiesen wird, und die alle demnach nur als verschiedene Verlaufsformen eines einheitlichen Icterus neonatorum aufzufassen sind.

Dieser einheitliche Icterus neonatorum zeigt in seinem Verlaufe eine große Selbständigkeit, die sich nicht durch eingetretene Infektionen oder Traumata beeinflussen läßt.

Die auf diese Weise gesammelten Tatsachen zeigten mir schon den Weg, auf dem eine ätiologische Erklärung für den Icterus neonatorum zu suchen wäre. Aber es gab noch manche dunkle Punkte und Fragen, die beim Eingehen in die Einzelheiten auftauchten. In sie habe ich durch folgende Untersuchungen Klarheit zu bringen versucht.

Die Rolle der menschlichen Placenta im Kreislauf des Gallenfarbstoffs beim Foetus.

Wir haben also gefunden, daß der Gallenfarbstoffgehalt des fötalen Blutes vermehrt ist; weiterhin fanden wir, daß im Meconium nur sehr wenig Gallenfarbstoff ausgeschieden wird, und haben daraus den Schluß gezogen, daß auch die Gallenfarbstoffbildung beim Foetus sehr gering ist. Dabei wurde aber schon erwähnt, daß dieser Schlußsatz nur unter der Bedingung berechtigt ist, daß die Placenta den Gallenfarbstoff weder durchläßt noch ablagert. Diese Frage wollen wir hier zum Gegenstande einer näheren Untersuchung machen.

Gilbert, Lereboullet und Herscher (l. c.) behaupten, daß der Gallenfarbstoffgehalt im Blute schwangerer Frauen vermehrt ist. Sie sprechen dabei eine Vermutung aus, daß ein Teil vom Gallenfarbstoff des Foetus durch die Placenta direkt in das mütterliche Blut überginge und die Vermehrung mit sich führte: „Cholémie maternelle d'origine fœtale."

Gegen diese Vermutung sprechen aber folgende Tatsachen:

1. Ich habe bei Frauen während der Schwangerschaft keine Vermehrung gefunden. Im Gegenteil: der Gallenfarbstoffgehalt des Blutes bei den Müttern war vor, während und nach der Geburt ziemlich konstant (Tabellen III bis VI u. a.).

2. Der Unterschied zwischen Gallenfarbstoffgehalt des Nabelschnurblutes und mütterlichen Blutes ist so groß, daß er unmöglich in dieser kurzen Zeit hätte entstehen können, die zwischen Aufhören des normalen placentaren Stoffwechsels und Abnabelung in Frage kommen kann.

3. Die klinische Erfahrung hat gezeigt, daß Mütter trotz oft hochgradigen Ikterus nicht ikterische Kinder gebären, im Fall die Placenta gesund ist (Kehrer[1])).

4. Im Tierversuche (Unterbindung der Ductus choledochus bei trächtigen Katzen) hat Kehrer (l. c.) keinen Übergang von Gallenfarbstoff von der Mutter in den Foetus konstatieren können.

---

[1]) Kehrer, Die Bedeutung des Ikterus in der Schwangerschaft. Archiv f. Gynäkol. **81.** S. 129. 1907.

Dies genügt, um die Annahme der erwähnten französischen Autoren als unrichtig zu bezeichnen, und zeigt deutlich, daß die Placenta un durchlässig für den Gallenfarbstoff ist.

Jetzt blieb noch die Möglichkeit übrig, daß die Placenta als das wichtigste Ausscheidungsorgan des Foetus doch Gallenfarbstoff ablagert. Diese Ausnahme schien mir anfangs desto mehr berechtigt, als ich in der Literatur zwei Angaben fand, die dafür sprachen, daß die Hundeplacenta normalerweise Gallenfarbstoffablagerung aufweist. Nach Etti[1]) hat die Placenta der Hündin einen grünen Überzug, und er hat auch schon nachgewiesen, daß es sich dabei um Biliverdin handelt. Heinricius[2]) hat „, in späteren Stadien der Schwangerschaft die Sinus laterales (der Hundeplacenta), die mächtig entwickelt sind, mit Blut und mit einem grünen Farbstoff gefüllt" gefunden. Nun habe ich bei vier trächtigen Hündinnen versucht, Gallenfarbstoff im Blute nachzuweisen, aber das Resultat war immer negativ, dagegen fand ich im Blute frisch geborener Hunde regelmäßig kleine Mengen von Bilirubin. Es war demnach klar, daß diese Gallenfarbstoffmassen in der Hundeplacenta nicht von der Hündin selbst, sondern von den Föten stammten.

Über das Vorkommen von Gallenfarbstoff in der menschlichen Placenta fand ich aber keine Angaben. Ich habe 25 frische menschliche Placenten makroskopisch genau beobachtet, habe aber dabei keine besondere Gelb- oder Grünfärbung gesehen. Nur in zwei Fällen, in denen das Meconium schon in utero entleert worden war, zeigten die Eihäute und die weißlichen Bindegewebsmassen der Randzone einen grünlichen Schimmer. Dann habe ich mikroskopisch sechs Placenten auf Gallenfarbstoff untersucht. Um die Verhältnisse möglichst unverändert kennen zu lernen, habe ich zur Untersuchung Gefrierschnitte von der Randzone frischer Placenten benutzt. Dabei zeigte sich folgendes: In jeder Placenta fanden sich kleine spärliche gelbe Bilirubinkörnchen, aber keine Spur von Biliverdin. Dies deutet darauf hin, daß dieser Gallenfarbstoff ganz frisch entweder erst bei der Herstellung der Präparate oder kurze Zeit vor der Entbindung aus dem fötalen Blut ausgefallen war. Irgendwelche ältere Ablagerungen von Gallenfarbstoff kommen nicht in der menschlichen Placenta vor.

---

[1]) Etti, Österreich. Vierteljahresschr. f. wissenschaftl. Veterinärkunde **36,** Heft 1. Ref. in Malys Jahresber. d. Tierchemie **1,** S. 233. 1871.

[2]) Heinricius, Über die Entwicklung und Struktur der Placenta beim Hunde. Archiv f. mikr. Anat. **33,** S. 432. 1891.

Es existiert demnach zwischen der menschlichen Placenta und der Placenta der Hündin ein merkwürdiger Unterschied im Verhalten gegenüber dem Gallenfarbstoff. Auch existiert zwischen neugeborenen Hunden und Menschen, was die Entstehung des Icterus neonatorum betrifft, ein merkwürdiger Unterschied. Bei neugeborenen Hunden (Anzahl beobachteter junger Hunde 36) habe ich nie den Icterus neonatorum gesehen, während er bei neugeborenen Menschen besonders häufig ist. Im Blute frisch neugeborener Hunde habe ich einen ganz minimalen Gallenfarbstoffgehalt gefunden, der nur ganz wenig in den ersten Tagen steigt, während der Gallenfarbstoffgehalt im Nabelschnurblute des Menschen schon beträchtlich und die nachherige Steigerung in den ersten Tagen viel größer als beim Hunde ist. Stellt man sich nun die Frage, warum wird der neugeborene Mensch ikterisch, der neugeborene Hund aber nicht, so verlocken diese Tatsachen einen leicht zu folgendem Erklärungsversuch.

Der Hundefötus hat seinen „Ikterus" schon in utero, der neugeborene Mensch erst etwas später, kurz nach der Geburt. Mit „Ikterus" des Hundefötus würden wir natürlich nur einen Zustand verstehen, bei dem verhältnismäßig viel Gallenfarbstoff in seinem Blute kreist, was zu Ablagerungen in der Placenta führt. Beim menschlichen Fötus würde dieser Zustand erst etwas später, eine kurze Zeit vor der Geburt beginnen (die spärlichen frischen Bilirubinkörnchen in der Placenta würden dafür sprechen), und dann erst im extrauterinen Leben ablaufen. Untersuchungen über den Gallenfarbstoffgehalt des Blutes beim Hundefötus könnten vielleicht Licht in diese für das ganze Icterusneonatorum-Problem wichtige Frage bringen. Wenn wir nach diesen hypothetischen Überlegungen die Tatsachen, die wir über die Rolle der menschlichen Placenta beim Gallenfarbstoffkreislauf gefunden haben, kurz nochmals zusammenfassen, so sind sie folgende:

Die menschliche Placenta läßt keinen Gallenfarbstoff durch. Gallenfarbstoffkreislauf beim Fötus und der Mutter bilden zwei voneinander genau abgegrenzte Systeme (siehe später das Schema Fig. 6).

Von dem im fötalen Blut kreisenden Gallenfarbstoff werden keine nennenswerten Mengen in der menschlichen Placenta abgelagert (im Gegensatz zur Hundeplacenta).

Jetzt blieb noch die Frage zu beantworten: Woher stammt der Gallenfarbstoff, den wir im fötalen und Neugeborenenblut vermehrt ge-

funden haben? Worauf beruht das Vorhandensein von Gallenfarbstoff
überhaupt im Blute? Nur durch Untersuchungen über

VI. Das Verhalten des in die Blutbahn, resp. per os eingeführten Gallenfarbstoffs im Tierorganismus

könnte man dieser Frage nähertreten. Tarchanoff[1]) und Vossius[2]) haben zuerst große Mengen von Bilirubin in die Blutbahnen erwachsener Hunde gebracht und dabei gefunden, daß der eingeführte
Gallenfarbstoff rasch in der Galle ausgeschieden wird. In dem Urin
haben sie bei ihren Versuchstieren (bei hungernden Hunden sollte nach
Vossius Gallenfarbstoff im Urin vorkommen) keinen Gallenfarbstoff
auf chemischem Wege nachweisen können. Sie betonen schon, daß eine
normale Leber in hohem Maße die Fähigkeit hat, den im Blute zirkulierenden Gallenfarbstoff an sich zu ziehen.

Ich habe zuerst bei erwachsenen Hunden große Mengen von Bilirubin und auch Biliverdin subcutan und intravenös injiziert, dabei
aber nicht die Ausscheidung in der Galle verfolgt, sondern das Verhalten des eingeführten Gallenfarbstoffs im Blute (Verschwinden aus
dem Blute) und die Ausscheidung durch die Niere besonders beobachtet.
Die gleichen Versuche habe ich denn auch bei drei ganz jungen Hunden
(5 Tage, 12 Tage, 5 Wochen alten) ausgeführt.

Die subcutanen Injektionen führten zu keinem Resultat, es zeigte
sich, daß der auf diese Weise eingeführte Gallenfarbstoff im Gewebe
ausfällt und erst im Verlaufe mehrerer Wochen resorbiert wird.

Ich führe hier kurz die wichtigsten Versuchsprotokolle an:

Hündin I: Erwachsene 16 kg. Bilirubin-Einspritzung.

Urin vor der Einspritzung, auch das Sediment gallenfarbstoffrei. Stuhl gelb.
Nach der Einspritzung wurde die Hündin in eine Stoffwechselschwebe gelagert
und der Urin mit Katheter entleert. Neben Bilirubin wurde ein wenig Natrium
taurocholicum eingeführt, um möglichst genau die natürlichen Verhältnisse beim
Ikterus nachzumachen.

I. IV. 1913, um 12 Uhr mittags:

$$\left.\begin{array}{l} 0{,}030 \text{ g Bilirubin} \\ 5{,}0 \text{ ccm } {}^{1}/_{10}\text{-n-NaOH} \\ 0{,}010 \text{ g Natrium taurocholicum} \\ 35{,}0 \text{ Aqua destill.} \end{array}\right\} \text{ in eine Schenkelvene.}$$

[1]) Tarchanoff, Archiv f. d. ges. Physiol. **9**, S. 53 und S. 329.
[2]) Vossius, Archiv f. experim. Pathol. u. Pharmakol. **11**, S. 431. 1879.

Um 4 Uhr nachmittags: 20 ccm Blut aus Ohrvene. Gallenfarbstoff negativ. (Methode wie oben bei Neugeborenen.)

Um 8 Uhr nachmittags 75 ccm Urin, sedimentiert. Gallenfarbstoff im Sediment; spärliche mikroskopische gelbe Bilirubinkörnchen. Chemisch (Methode wie oben beim Neugeborenenurin) gelingt es nicht, Gallenfarbstoff nachzuweisen (weder im Sediment noch im Filtrat).

2. IV. Um 8 Uhr vormittags: 120 ccm Urin. Gallenfarbstoff auch im Sediment negativ.

Dieselbe Hündin I: Biliverdin-Einspritzung.

6. IV. Stuhl inzwischen weiß geworden.

Um 8 Uhr vormittags:

$$\left.\begin{array}{l} 0{,}020 \text{ Biliverdin} \\ 2{,}0 \text{ ccm Alkohol } 93\,{}^0/_0 \\ 4{,}0 \text{ ccm } {}^1/_{11}\text{-n-NaOH} \\ 34{,}0 \text{ ccm Aqua destill.} \end{array}\right\} \text{ in eine Schenkelvene.}$$

Um 12 Uhr mittags: 30 ccm Blut aus Ohrvene. Gallenfarbstoff negativ.

Um 6 Uhr nachmittags: 120 ccm Urin. Bei auffallendem Licht gelblich, bei durchfallendem Licht leicht grünlich. Sediment: Spärlich mikroskopische dunkelschwarze Biliverdinkörnchen. Einige von diesen Körnchen zeigten eine gelbliche Randzone. Auch waren darin einzelne ganz kleine gelbe Körnchen (Bilirubin?) zu finden. Chemisch gelingt es weder im Sediment noch in der Lösung Bilirubin oder Biliverdin nachzuweisen.

7. IV. 8 Uhr vormittags: Urin 300 ccm, gelb. Gallenfarbstoff negativ. Stuhl, gestern weiß, heute grasgrün, pastenartig. Starke Conjunctivitis.

Hündin II: 20 kg, erwachsene.

20. IV. bis 30. IV. Dieselbe Versuchsanordnung. Dieselben Mengen Bilirubin und Biliverdin eingespritzt, nur ohne Natrium taurocholicum. Urin und Blutbefund: ganz wie bei der Hündin I.

Junger Hund III: 5 Tage, Gewicht 650 g.

Der Hund lag fest eingewickelt in einem kleinen Kasten. Der Urin wurde mit Hilfe eines Trichters, der mit Leukoplast um den Penis festgehalten wurde, aufgefangen.

12. IV. 1913. Um 12 Uhr mittags: Von einer Lösung:

$$\left.\begin{array}{l} 0{,}020 \text{ Bilirubin} \\ 3{,}0 \text{ ccm } {}^1/_5\text{-NaOH} \\ 17{,}0 \text{ Aqua destill.} \end{array}\right\} \begin{array}{l} 4{,}0 \text{ cm } (= 0{,}004 \text{ g Bilirubin}) \\ \text{in eine Schenkelvene.} \end{array}$$

Um 4 Uhr nachmittags: 4,0 ccm Blut (aus der anderen Schenkelvene). Gallenfarbstoff (Chloroformrückstand fettig, einzelne ganz kleine gelbe Körnchen darin): schwach + (Spur). Bei jedem 5 Tage alten Hunde kreisen noch normalerweise Spuren von Gallenfarbstoff!

13. IV. 8 Uhr vormittags: Urin insgesamt 12 ccm. Farbe braungelb. Sediment: Schleimige Massen, worin (mit Mikroskop) Harnsäurekrystalle und ziemlich große gelbe Bilirubinkörnchen. Das mikroskopische Bild vom Sediment erinnert sehr an dasselbe Urin von Neugeborenen.

8 Uhr vormittags: 4,0 ccm Blut, darin Gallenfarbstoff schwach + (ganz wie gestern).

Junger Hund IV: 12 Tage alt, Gewicht 1400 g.

Dieselbe Versuchsanordnung wie beim Hund III.

15. IV. 1913. 8 Uhr vormittags:

Von einer Lösung: 0,015 g Bilirubin
0,010 g Natrium taurocholicum } 5,0 ccm in Schenkel-
5,0 ccm $^1/_{10}$ n-NaOH   vene.
15,0 ccm Aqua destill.

Nach dem Erwachen aus der Narkose heftige Krämpfe.

11 Uhr vormittags: 4,0 ccm Blut aus Schenkelvene. Gallenfarbstoff negativ.

8 Uhr vormittags: 15 ccm Urin. Gallenfarbstoff: Bilirubinkörnchen ganz wie beim Hund III. Lösung gallenfarbstoffrei.

Junger Hund V: 5 Wochen, 2400 g.

26. IV. 1913. Versuchsanordnung wie bei Hunden III und IV.

10 Uhr vormittags: Von einer Lösung:

0,015 g Biliverdin
4,0 ccm 93 proz. Alkohol } 10 ccm in eine Schenkelvene.
4,0 ccm $^1/_{10}$ n-NaOH
32,0 ccm Aqua destill.

1 Uhr mittags: 5,0 ccm Blut aus der anderen Schenkelvene. Gallenfarbstoff negativ.

6 Uhr nachmittags: 10 ccm Urin, gelb mit grünem Schimmer, darin mikroskopisch dunkelschwarz-grüne Körnchen Biliverdin, deren Ränder eine gelbliche Verfärbung zeigten. In der Lösung Gallenfarbstoff negativ.

27. IV. 8 Uhr vormittags: 14,0 ccm Urin, gelb. Darin noch einige kleinere Biliverdinkörnchen, von denen einige mit deutlich gelben Rändern (Reduktion von Biliverdin zu Bilirubin?).

Weiterhin wurden mehreren jungen Hunden (8 Tage bis 4 Wochen alt) große Mengen von Bilirubin (0,020—0,050 g in wenigen ccm $^1/_{10}$ n-NaOH gelöst) mit Kuhmilch gemischt mit Sonde in den Magen eingeführt. Danach habe ich nie Gallenfarbstoff im Blute auftreten gesehen. Und ich erwähne in diesem Zusammenhang, daß ich bei einem 7 Wochen alten Kinde mit kongenitalem Gallengangsverschluß in einem Bilirubinstoffwechselversuch keine Resorption von dem per os eingeführten Gallenfarbstoff nachweisen konnte, trotzdem das Resorptionsvermögen des Darmes gegenüber dem gleichzeitig eingeführten Frauenmilchfett verhältnismäßig gut war[1]).

---

[1]) Der Fall wird von mir noch in diesem Heft der Zeitschrift für Kinderheilkunde veröffentlicht.

Wenn wir jetzt die Versuche näher besprechen wollen, so haben wir zuerst konstatieren können, daß auch große Bilirubinmengen, die wir in die Blutbahn injiziert haben, sowohl bei erwachsenen wie ganz jungen Hunden spätestens innerhalb 3 Stunden entfernt wurden. Als Ausscheidungsorgan kommt dabei in erster Linie die Leber in Betracht, wie dies schon Tarchanoff und Vossius (l. c.) nachgewiesen haben. Aber auch durch die Niere werden immerhin ganz minimale Mengen in Form von Körnchen, nachweisbar nicht gelöst, ausgeschieden, wie aus unseren Versuchen hervorgeht. Prinzipiell verhält sich die Niere des erwachsenen Hundes ähnlich wie die eines ganz jungen Hundes, die Menge der ausgeschiedenen Körnchen ist nur beim neugeborenen Hunde größer als beim erwachsenen Hunde; das bedeutet, daß die Neugeborenenniere unter gleichen Umständen mehr Gallenfarbstoff durchläßt als die Niere des erwachsenen Hundes. Ich glaube, daß wir diese Befunde ohne weiteres insofern auf den Menschen übertragen können, als wir annehmen dürfen, daß die Niere des neugeborenen Menschen auch verhältnismäßig mehr durchlässig für den Gallenfarbstoff ist als die Niere des erwachsenen Menschen.

Vollständlg unbegreiflich ist mir die ganz gegenteilige Annahme von Biffi und Galli (l. c.), daß die Neugeborenenniere für den Gallenfarbstoff verhältnismäßig mehr als die Erwachsenenniere impermeabel wäre. Wie wir schon gesehen haben, führen Biffi und Galli die Vermehrung des Gallenfarbstoffs im Neugeborenenblute hauptsächlich auf diesen Umstand zurück. Die Niere des Neugeborenen läßt sowieso manche Stoffe normalerweise durch, für die die Niere des Erwachsenen undurchlässig ist, so z. B. Eiweiß [Albuminurie der Neugeborenen v. Reuss[1]) und Heller[2])]. Warum würde sie eine Ausnahmestellung für den Gallenfarbstoff bilden?

Das Biliverdin verhält sich im Organismus ganz wie Bilirubin. Die gelben Randzonen, die ich oft in den im Urin ausgeschiedenen Biliverdinkörnchen fand, könnten dafür sprechen, daß es in den Nieren zu einem geringen Teil zurück zu Bilirubin reduziert werde. Eine Reindarstellung des Bilirubins ist mir aber wegen der minimalen Mengen nicht gelungen und deswegen wage ich es nicht mit Bestimmtheit zu behaupten. Hauptsache ist aber, daß Biliverdin in den Blutbahnen selbst und in der Leber nicht verändert, sondern als Biliverdin im Darm ausgeschieden wurde.

---

[1]) v. Reuss, Verhandlungen der Gesellschaft f. Kinderheilk. 1912, S. 145.
[2]) Heller, Zeitschr. f. Kinderheilk. 7, S. 103. 1913.

Was die Versuche, durch eine große Zufuhr von Bilirubin in den Darm eine Bilirubinämie hervorzurufen, betrifft, so war das Resultat negativ, und der erwähnte Bilirubinstoffwechselversuch spricht auch dafür, daß der Organismus den unreduzierten Gallenfarbstoff als Abfallsprodukt betrachtet und ihn nicht mehr vom Darm aus resorbiert. (Daß Hydrobilirubin, reduzierter Gallenfarbstoff, resorbiert werden kann, ist sehr wahrscheinlich, Fromholdt[1] u. a.) Fassen wir das Ergebnis dieser Versuche in einigen Worten zusammen, so läßt sich folgendes sagen:

Die Leber (sowohl neugeborener als erwachsener Hunde) zeigt eine besonders hohe Affinität zum Gallenfarbstoff: Sie zieht einen im Blute zirkulierenden Gallenfarbstoff rasch an sich und scheidet ihn in der Galle aus. Nur ein ganz kleiner Teil (bei erwachsenen nur ein minimaler, bei Neugeborenen ein etwas größerer Teil) wird im Urin ausgeschieden.

Eine Anhäufung von Gallenfarbstoff im Blute ist bei normaler Lebertätigkeit aus diesem Grunde unmöglich.

Eine Resorption des unreduzierten Gallenfarbstoffs, Bilirubins und Biliverdins vom Darm aus läßt sich nicht nachweisen.

VII. Icterus neonatorum bei Tieren.

In den 2 vorangehenden Kapiteln habe ich schon erwähnt, daß ich im Blute eben geborener Hunde einen ganz geringen Gallenfarbstoffgehalt, der dann in den ersten 3—4 Tagen etwas ansteigt, konstatiert habe. Im Blute erwachsener Hunde wurde dagegen kein Gallenfarbstoff gefunden. Der neugeborene Hund zeigt demnach eine ganz geringe, aber doch noch gerade erkennbare Anlage zum Icterus neonatorum.

Die Ziege und die Zicklein verhielten sich beinahe ebenso. Der Anstieg des Gallenfarbstoffgehaltes im Blute bei zwei Zicklein, die ich von der Geburt an habe untersuchen können, war vielleicht etwas deutlicher als bei neugeborenen Hunden! Und es entstand bei mir die Frage: Gibt es vielleicht Tiere, bei deren Jungen der Gallenfarbstoffgehalt des Blutes nach der Geburt noch mehr ansteigt, und zwar so hoch, daß der Icterus neonatorum erzeugt wird. Vielleicht könnte man vom Tierreich irgendeinen Beitrag zur Frage über die Entstehung des Icterus neonatorum bringen?

---

[1] Fromholdt, Zeitschr. f. experim. Pathol. u. Ther. **9**, S. 268. 1911.

Ich bekam dann Gelegenheit, im Zoologischen Garten[1]) in Berlin verschiedene neugeborene Tiere (Mara, Wolf, Schwein, Leopard, Yak und verschiedene Hirsche) in den ersten Tagen zu beobachten. Dabei fand ich bei keinem einzigen von den aufgezählten Tieren einen klinisch nachweisbaren Icterus neonatorum.

In der Literatur fanden sich aber zwei besonders interessante Angaben. Während in den tierärztlichen Lehrbüchern im Kapitel Icterus neonatorum keine bestimmten Angaben über dessen Vorkommen bei anderen Haustieren existiert, finden wir da erwähnt [siehe Friedberger und Fröhner[2])], daß schwere Formen von Icterus neonatorum beim Pferd vorkommen sollen. Und in der Tat erwähnt Hartmann[3]) in seiner Arbeit: Krankheiten der Füllen, „daß die Füllen oft schon gelbsüchtig zur Welt kommen, oder es werden meist Frühgeborene nach 5—6tägigem Alter davon befallen". Die Prognose sollte schlecht sein, weil die Füllen meistens „an erschöpfenden Diarrhöen zugrunde gehen".

Und weiterhin berichtet Schöttler[4]) von einer Stute, die in den Jahren 1886—90 vier Füllen gebar, welche sämtlich an den ersten Tagen nach der Geburt an Icterus neonatorum erkrankten. Unmittelbar nach der Geburt waren Erscheinungen der Krankheit nicht zu bemerken; die jungen Tiere zeigten sich anfangs in jeder Beziehung munter, doch nach 10—18 Stunden stellten sich die ersten Erscheinungen ein. Drei von den Tieren starben in den ersten Tagen, ein Füllen, eine Stute, genas. Und 7 Jahre später bekam diese Stute ein Füllen, bei dem auch am zweiten Tag der Icterus neonatorum zum Ausbruch kam. Ich habe diese klassische Beschreibung möglichst ausführlich referiert, um zu zeigen, daß daran nicht zu zweifeln ist, daß wir hier wirklich beim Pferd mit der familiären Form von Icterus neonatorum gravis zu tun haben, wie wir sie beim Menschen schon kennen gelernt haben. Interessant wäre nur noch zu wissen, ob die leichten gewöhnlichen Formen von Icterus neonatorum beim Pferd ebenso oder annähernd so häufig sind wie beim Menschen! Keine Spezialuntersuchungen liegen darüber

---

[1]) Dem Direktor des Zoologischen Gartens, Herrn Prof. Heck, und seinen Herren Assistenten Dr. Heinroth und Dr. Hilfsheimer sage ich für ihr freundliches Entgegenkommen meinen besten Dank.

[2]) Friedberger und Fröhner, Lehrbuch der speziellen Pathologie und Therapie der Haustiere. Stuttgart 1908.

[3]) Hartmann, Österreich. Vierteljahresschrift f. wissenschaftl. Veterinärkunde **53**, S. 3. 1880.

[4]) Schöttler, Berliner Archiv f. wissenschaftl. u. praktische Tierheilkunde 1899, S. 297.

vor und sonst wird die vorübergehende Gelbfärbung der Haut ja leicht beim Pferd übersehen. Daher kommt es, daß wir keine näheren Angaben darüber besitzen. Oben wurde schon einmal erwähnt, daß im Pferdeblut normalerweise beträchtliche Mengen Bilirubin kreisen. Im Blute anderer erwachsener (Säuge-)Tiere (Rind, Schwein, Ziege, Hund, Meerschweinchen, Kaninchen) habe ich keinen Gallenfarbstoff gefunden. Und der Icterus neonatorum scheint im Tierreiche nur beim Pferd vorzukommen. Es ist hier eine bemerkenswerte Analogie zwischen Mensch und Pferd vorhanden: Beide haben normalerweise Gallenfarbstoff in ihrem Blut, bei beiden kommt auch der Icterus neonatorum vor. Bei anderen neugeborenen Tieren fanden wir nur eine ganz minimale Andeutung zum Ikterus im Blute. Warum kommt der Icterus neonatorum bei ihnen nicht zum Ausbruch? Würden äußere Momente irgendeine ätiologische Rolle bei der Entstehung des Ikterus neonatorum spielen, so wäre dies unbegreiflich. Alle Tiere ebenso wie der Mensch sind ja nach der Geburt denselben äußeren Schädigungen ausgesetzt! Mensch und Pferd unterscheiden sich von anderen Tieren durch das normale Vorhandensein von Bilirubin in ihrem Blute. Ikterus ist nun aber als Ausdruck von einem höheren Gallenfarbstoffgehalt des Blutes aufzufassen. Diese interessante Analogie zwischen Mensch und Pferd deutet demnach besonders klar darauf hin, daß die Grundursache zum Icterus neonatorum dieselbe sein muß, wie die Ursache zum normalen Vorhandensein des Bilirubins im Blute. Unsere Aufgabe ist jetzt zuletzt, diese Verhältnisse auf Grund des Tatsachenmaterials, das wir allmählich gesammelt haben, näher zu beleuchten. Und damit kommen wir zur

VIII. Ätiologischen Erklärung des Icterus neonatorum.

In unseren Blutuntersuchungen fanden wir, daß der Gallenfarbstoffgehalt des Blutes in der Fötalperiode vermehrt ist im Vergleich zum Gallenfarbstoffgehalt des Blutes beim Erwachsenen. Die Vermehrung ist anfangs unbedeutend, wächst aber dann und ist im Momente der Geburt schon beträchtlich, bei Kindern, die später ikterisch werden deutlicher ausgesprochen als bei Kindern, die keinen Ikterus bekamen. Der Geburtsprozeß selbst hatte keinen nachweisbaren Einfluß auf den Gallenfarbstoffgehalt des Nabelschnurblutes. Nach der Geburt dauert diese Vermehrung noch einige Tage fort, bei allen Kindern, bei einigen etwas länger und deutlicher als bei anderen. Und bei der Mehrzahl der Kinder steigt der Gallenfarbstoffgehalt über eine Grenze, und dann wird der Ikterus an der Haut sichtbar. Diese Befunde zeigen deutlich, daß nach der Geburt prinzipiell nichts Neues bezüglich des Gallenfarbstoffes im Blute vorkommt. Und dieser Umstand allein deutet schon mit Bestimmtheit darauf hin, daß die Grundursache für die Entstehung des Icterus neonatorum in fötalen Verhältnissen liegen muß. Es ergibt sich nun die wichtige Frage: (meiner Meinung nach der Kernpunkt des Problems) Worauf beruht das Vorhandensein des Gallenfarbstoffs im Blute überhaupt und worauf dessen spezielle Vermehrung im fötalen Blute?

Oben wurden schon die Beweise dafür erbracht, daß die menschliche Placenta absolut undurchlässig für den Gallenfarbstoff ist und daraus folgt ja, daß der Gallenfarbstoff im fötalen Blute auch fötalen Ursprungs ist. Er könnte auf dreierlei Weise ins Blut kommen: 1. Entweder dadurch, daß die fötale Leber einen Teil vom gebildeten Gallenfarbstoff ins Blut übergehen läßt (Annahme von Gilbert l. c.); 2. oder dadurch, daß der Gallenfarbstoff in den Blutbahnen selbst gebildet wird; 3. oder dadurch, daß der Gallenfarbstoff aus dem Mekonium resorbiert wird und dann ohne die Leber zu passieren durch den offenen Ductus venosus Arantii (im Quinckeschen Sinne) ins Blut kommt.

Diese letzte Möglichkeit fällt aber allein mit folgender oben erwähnter Tatsache:

Im Nabelschnurblute habe ich nie Biliverdin präformiert gefunden, was bei Resorption des Gallenfarbstoffs vom Mekonium aus unbedingt der Fall sein müßte. Denn der Gallenfarbstoff des Mekoniums besteht ja oft zur Hälfte und darüber aus Biliverdin, und im Tierversuche haben wir weiter gesehen, daß im Blute keine Reduktion des Biliverdins zurück zu Bilirubin vorkommt. Außerdem spricht noch dagegen, daß ich beim jungen Säugling keine Resorption von dem per os eingeführten Bilirubin habe konstatieren können. Und ferner haben wir gesehen, daß Neugeborene oft wochenlang ikterisch bleiben, trotzdem der Ductus venosus Arantii in diesem Alter schon nachweisbar geschlossen ist. (Siehe Kind Riess: Icterus prolongatus bis zum Tode. Ductus venosus Arantii bei der Sektion geschlossen. Kapitel IV, S. 63.) Die beiden ersten Umstände genügen, um zu zeigen, daß eine Resorption von Bilirubin und Biliverdin vom Darm aus weder beim Foetus noch beim Neugeborenen überhaupt stattfindet, und der letzte Umstand zeigt wieder, daß das Vorhandensein des Icterus neonatorum in keinem Zusammenhang mit dem Offenbleiben des Ductus venosus Arantii steht.

Was die Bildung von Gallenfarbstoff in den Blutbahnen selbst betrifft, so liegen dafür keine Beweise vor. Und die klassischen und durch mehrere Nachprüfungen bestätigten Versuche von Minkowski und Naunyn (l. c.) an entleberten Gänsen zeigen ja mit aller Deutlichkeit, daß Gallenfarbstoffbildung und Ikterus eng mit der Lebertätigkeit verknüpft sind. Außerhalb der Leber ist die Gallenfarbstoffbildung nur in Blutergüssen, nie aber mit Bestimmtheit in den Blutbahnen selbst (siehe McNee l. c., er hält dies für möglich) beobachtet worden.

Nach alledem kann man sagen, daß wenn Gallenfarbstoff eine längere Zeit im Blute vorhanden ist, dies nur auf der Durchlässigkeit der Leber selbst für den gebildeten Gallenfarbstoff beruhen kann.

Der vermehrte Gallenfarbstoffgehalt des fötalen Blutes kann demnach nur auf eine vermehrte Durchlässigkeit der fötalen Leber für den Gallenfarbstoff zurückgeführt werden. Die Funktionen der fötalen Leber sind noch nicht genügend scharf ausgebildet: von dem gebildeten Gallenfarbstoff geht ein Teil statt in den Darm ins Blut über. Daß es bei fortgesetzter Gallenfarbstoffsekretion nicht zu einer abnormen Anhäufung von Gallenfarbstoff kommt, beruht auf der besonderen Affinität, die jede Leber zum Gallenfarbstoff hat, wie die Hundeversuche uns gelehrt haben. Eine Ausscheidung oder eine Ablagerung von dem dann im fötalen Blute zirkulierenden Gallenfarbstoff in der Placenta kommt beim Menschen nicht vor. Durch die Affinität der Leber wird der Gallenfarbstoff wieder an die Leber herangezogen und wir haben demnach beim Foetus ein geschlossenes Kreislaufsystem für den Gallenfarbstoff (Fig. 6).

Jetzt entsteht aber eine wichtige Frage: wie kann denn unter diesen Umständen überhaupt eine Vermehrung des Gallenfarbstoffes im fötalen und dann später im Neugeborenenblute zustande kommen?

Dies möchte ich auf folgende Weise erklären: Daß die Leber gegen Ende der Fötalperiode und in den ersten Tagen des extrauterinen Lebens ihre Funktion bezüglich der Gallenfarbstoffsekretion mangelhafter als vorher zu erfüllen beginne und deswegen mehr Gallenfarbstoff ins Blut übergehen lasse, haben wir keinen Grund anzunehmen. Im Gegenteil, wir können ruhig annehmen, daß die spezifischen Funktionen der Leber sich auch zu dieser Zeit fortwährend vervollkommnen und wir können trotzdem die Vermehrung des Gallenfarbstoffes im fö-

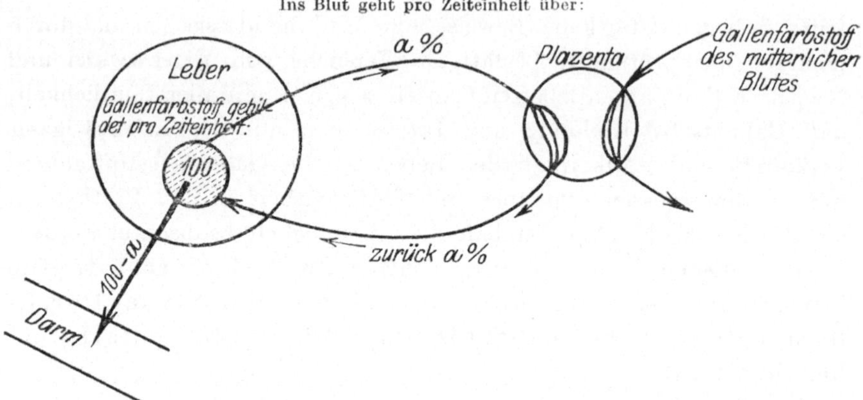

Fig. 6. Schema: Kreislauf des Gallenfarbstoffes beim Foetus.

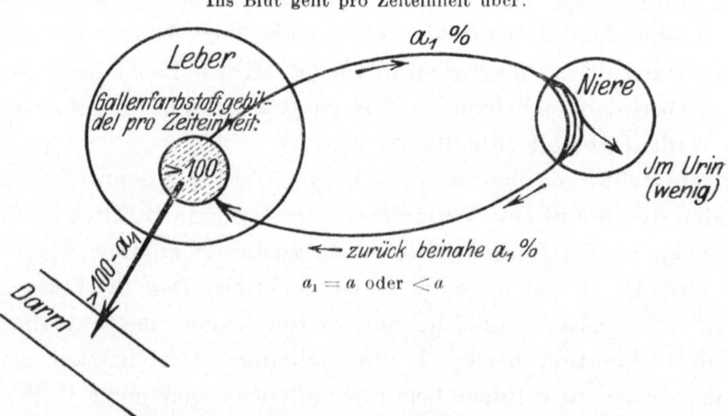

Fig. 7. Schema: Kreislauf des Gallenfarbstoffes beim Neugeborenen.

talen Blute verstehen. Wir haben ja gefunden, daß die Gesamt-Gallen-
farbstoffbildung bis zum letzten Fötalmonate ganz minimal ist. Erst
gegen das Ende der Fötalperiode beginnt eine deutlichere Gallenfarbstoffsekretion. Mit dem Beginn des extra-uterinen Lebens beginnt ja
physiologischerweise, wie wir oben auseinandergesetzt haben,
eine noch lebhaftere Gallenfarbstoffsekretion, die Tag für Tag eine
Zeitlang nach der Geburt immer intensiver wird.

Die absoluten Mengen von dem pro Zeiteinheit gebildeten Gallenfarbstoff steigen demnach rasch gegen Ende der Fötalperiode an und
noch rascher nach der Geburt. Geht nun von diesem Gallenfarbstoff
fortwährend etwa derselbe oder auch ein kleinerer Prozentsatz pro Zeiteinheit ins Blut über, so folgt daraus, daß auch die
Mengen vom Gallenfarbstoff im Blute steigen müssen (Fig. 8). Die
Leber ist natürlich bestrebt, den Gallenfarbstoff möglichst vom Blut
zurückzuhalten und den Prozentsatz beständig zu erniedrigen, und
nach einigen Wochen ist die Leber dann endlich so weit entwickelt,
daß sie prozentuell nicht mehr Gallenfarbstoff ins Blut übergehen läßt,
als die Leber des erwachsenen Menschen. Aber ehe die Leber es so
weit gebracht hat, hat der Gallenfarbstoffgehalt des Blutes bei den
meisten Kindern die Grenze für den Hautikterus überschritten und:
der Icterus neonatorum ist entstanden.

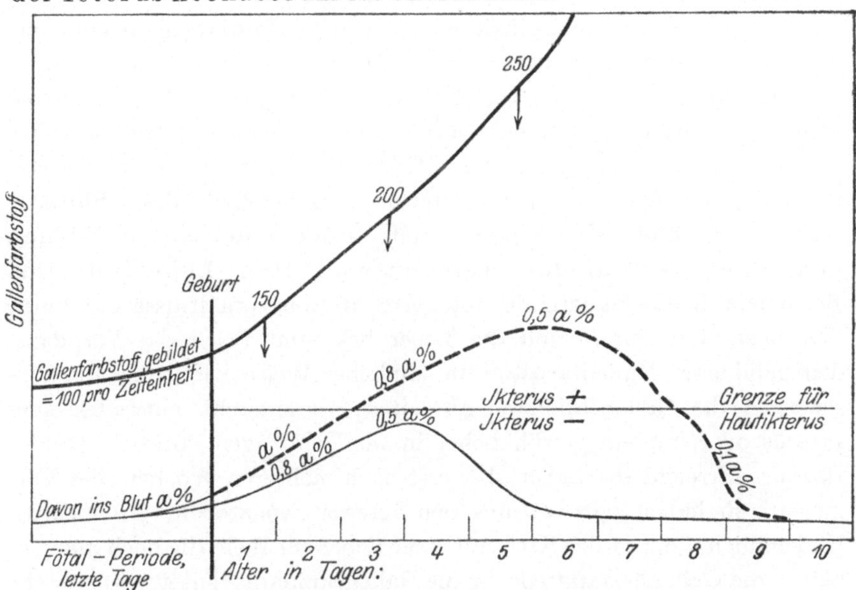

Fig. 8. Die Entstehung des Icterus neonatorum; schematisch.

Es existieren demnach einige Zeit nach der Geburt ganz dieselben Sekretionsverhältnisse bezüglich des Gallenfarbstoffes, wie vor der Geburt. Nur was Einzelheiten im Kreislauf des Gallenfarbstoffes im Neugeborenenorganismus betrifft, da finden wir kleinere Unterschiede: Die Rolle der Placenta als Ausscheidungsorgan hat die Niere übernommen. Ebensowenig wie durch die Placenta wird auch durch die Niere Gallenfarbstoff ausgeschieden, so lange der Gallenfarbstoffgehalt des Blutes noch nicht im höheren Grade gestiegen ist. Aber etwa vom 2. Tage ab beginnt der im Blut zirkulierende Gallenfarbstoff in geringem Maße bei Filtrationsvorgängen in der Niere auszufallen und wird im Urin ausgeschieden. Aber dies ist immerhin nur ein ganz kleiner Bruchteil von dem beständig ins Blut übergehenden Gallenfarbstoff, wie dies klar aus unseren Bestimmungen hervorgeht. Der allergrößte Teil wird wieder durch die Affinität der Leber an diese zurückgezogen und wir können auch beim Neugeborenen vom Kreislaufe des Gallenfarbstoffs sprechen, ebenso wie beim Foetus. Die unbedeutende Gallenfarbstoffausscheidung im Urin des Neugeborenen bewirkt nur, daß das Kreislaufsystem beim Neugeborenen nicht so vollständig geschlossen ist, wie beim Foetus. Ein prinzipieller Unterschied ist aber nicht vorhanden. (Siehe Fig. 6 und 7.)

Fassen wir den Icterus neonatorum in diesem Sinne auf, so verstehen wir leicht, warum einige Kinder keinen Hautikterus bekommen, warum andere Kinder wieder einen Hautikterus bekommen, der in den einzelnen Fällen ganz verschieden verläuft: oft als Icterus neonatorum simplex, oft als Icterus neonatorum prolongatus und bisweilen als Icterus neonatorum gravis. Diese verschiedenen Verlaufsformen des Icterus neonatorum (einschließlich des „Blutikterus" = nicht-ikterische Kinder) sind nichts weiter als Ausdruck von einer verschieden weit entwickelten Leberfunktion. Bei einem Kinde dauern die fötalen Sekretionsverhältnisse nur kurze Zeit nach der Geburt und die Leber bekommt rasch das Vermögen den gebildeten Gallenfarbstoff in ähnlicher Weise wie beim Erwachsenen in die Gallencapillaren zu leiten: es entsteht entweder kein Ikterus oder nur ein gewöhnlicher in wenigen Tagen vorübergehender Ikterus. Erreicht die Leber aber erst nach mehreren Wochen dies Vermögen, so haben wir vor uns den Icterus neonatorum prolongatus. Und endlich, kommt das Kind mit einer Leber zur Welt, die noch mangelhafter die Gallenbestandteile in die Gallencapillaren leitet, so entsteht Icterus neonatorum gravis.

Von diesem Standpunkte aus wird uns auch erst der merkwürdige Umstand klar, auf den wir in der Besprechung unserer klinischen Beobachtungen aufmerksam gemacht haben; nämlich, daß der Icterus neonatorum sich gar nicht von äußeren Momenten (verschiedene Infektion: Sepsis, Lues usw., Traumata) beeinflussen läßt. Solange man den Icterus neonatorum auf verschiedene Störungen (Zirkulations-, bakterielle Störungen usw.), die das extrauterine Leben mit sich bringen sollte, zurückgeführt hat, war es ganz unmöglich, die Allgemeingültigkeit dieser Beobachtung zu verstehen. Betrachten wir aber jetzt den Icterus neonatorum nicht als Folgeerscheinung verschiedener Störungen, sondern einfach als Folge der Fortdauer eines für das fötale Leben charakteristischen Zustandes, so wird es ohne weiteres klar, daß äußere Momente auf den Verlauf des Icterus neonatorum keinen größeren Einfluß zu haben brauchen, als z. B. auf das Zusammenwachsen einer bei der Geburt noch zu weit offen stehenden Fontanelle. Äußere Momente können dabei höchstens eine verzögernde Wirkung ausüben. So wie die Ränder der Fontanelle sich selbständig einander nähern, so erreicht auch die Leber des Neugeborenen (nur in verhältnismäßig kürzerer Zeit) unbekümmert von Infektionen usw. das Vermögen, Gallenfarbstoff normalerweise zurückzuhalten.

Ferner verstehen wir nach dieser ätiologischen Erklärung, warum die zahlreichen, oft sehr sorgfältigen Bemühungen vom klinischen Verhalten der ikterischen und nichtikterischen Neugeborenen eine Erklärung für die Entstehung des Icterus neonatorum abzuleiten, ergebnislos gewesen sind.

Wir haben oben betont, daß die Frühgeburten eigentlich ohne Ausnahme ikterisch werden, und daß der Ikterus bei ihnen meistens sehr lange dauert und auffallend intensiv ist. Sind wir nun einmal der Meinung, daß die ausgetragenen Kinder sogar bezüglich der Entwicklung der Leberfunktionen eigentlich „zu früh geboren werden", so ist es selbstverständlich, daß gerade die Frühgeburten, die mitten in der Fötalperiode geboren werden, stark ikterisch werden müssen.

Es ist ja eine bekannte Tatsache, daß die Frühgeburten Infektionen und anderen äußeren Schädigungen gegenüber viel empfindlicher sind, als die ausgetragenen Kinder. Die Freunde der Infektionstheorien könnten nun vielleicht gegen meine Beweisführung bezüglich der Frühgeburten den Einwand machen, daß gerade der Umstand, daß die Frühgeburten so häufig den Icterus neonatorum bekommen, dafür spricht, daß Infektionen und andere Schädigungen die Hauptrolle bei der Entstehung des Icterus neonatorum spielen. Ich habe aber schon gezeigt, daß Infektionen (Lues, Sepsis usw.) überhaupt keinen Einfluß auf den Verlauf von Icterus neonatorum haben, und diese Erfahrung betrifft ebenso gut Frühgeburten (siehe Krankengeschichten: Lerch und Trützler im klinischen Teil), wie ausgetragene Kinder. Außerdem zeigen ja die Gallenfarbstoffbestimmungen mit aller Deutlichkeit, daß der Icterus neonatorum bei allen Kindern gewissermaßen schon in utero beginnt! Infektion in utero ist wieder in dieser Häufigkeit unbekannt!

Dasselbe, was wir hier gegen die Infektionstheorien gesagt haben, hat Gültigkeit auch gegen die Theorien, die den Icterus neonatorum auf Zirkulationsstörungen, die unmittelbar im Anschluß an die Geburt entstehen sollten, zurückführen wollen. Und außerdem, wie sollte man von diesem Standpunkt aus die prolongierten Formen des Icterus neonatorum erklären?

Über die Funktionen der Neugeborenenleber weiß man vorläufig sehr wenig. Ich kann deswegen keine große Anzahl von Insuffizienzerscheinungen aus den anderen Funktionsgebieten der Neugeborenenleber aufzählen.

Interessant ist eine Angabe von Simon[1]), der gefunden hat, daß die Stickstoffverteilung im Urin der Neugeborenen in den ersten Tagen eine ganz andere ist, als etwas später. Z. B. Ammoniak und Polypeptide treten in dieser Zeit vermehrt auf, was alles auf mangelhafte regulatorische Tätigkeit der Leber gegenüber den Abbauprodukten des Eiweißes deutet. Wir treffen hier demnach eine interessante Analogie zu den mangelhaft ausgebildeten Sekretionsverhältnissen für Gallenfarbstoff, auf welche wir den Icterus neonatorum zurückgeführt haben.

Zwei besonders wichtige Stützen für unsere Auffassung bilden 1. die familiär vorkommenden Fälle vom Icterus neonatorum gravis und 2. die Analogie zwischen dem neugeborenen Kinde und dem Füllen.

Die familiären Formen von dem einheitlichen Icterus neonatorum zeigen besonders klar, daß die Grundursache des Icterus neonatorum keineswegs auf Störungen, die das extrauterine Leben mit sich bringen soll, beruhen kann, sondern daß dabei Faktoren, die schon vor der Geburt vorhanden sind, die Hauptrolle spielen.

---

[1]) Simon, Zeitschr. f. Kinderheilk. **2**, 1. 1911.

Ferner sind Mensch und Pferd die einzigen Tierspezies, bei denen der Icterus neonatorum vorkommt. Eben nur bei diesen hat man normalerweise auch Gallenfarbstoff im Blute nachweisen können. Nach alledem, was wir über den Ursprung des im Blute zirkulierenden Gallenfarbstoffes gesagt haben, beweist dies deutlich, daß die Grundursache des Icterus neonatorum in einer besonderen Durchlässigkeit der Leber für den Gallenfarbstoff zu suchen ist.

Die Leber des erwachsenen Menschen und Pferdes läßt also merkbare Mengen von Gallenfarbstoff ins Blut übergehen. Es ist dann kein Wunder, daß Foetus und Neugeborene von Mensch und Pferd, deren Leberfunktionen, wie alle anderen Organfunktionen, noch nicht vollständig ausgebildet sind, dasselbe in noch größerem Maße tun! Und hierin sehe ich die Erklärung für den Icterus neonatorum.

Es wurde schon oben am Ende jeder Untersuchungsreihe jedesmal das Resultat kurz erwähnt, deshalb gebe ich hier zum Schluß nur das Allerwichtigste zusammenfassend wieder:

Es wurde zunächst eine spektrophotometrische Methode zur quantitativen Bestimmung des Gallenfarbstoffs ausgearbeitet. Das Prinzip der Methode ist folgendes: In einer Gallenfarbstofflösung wurden die Komponente Bilirubin und Biliverdin nach dem Gesetz: die Extinktion eines Farbstoffgemisches ist gleich den Partialextinktionen, gleichzeitig nebeneinander bestimmt. Die Extraktion des Gallenfarbstoffes aus dem Stuhl, Urin und Blut wurde je auf verschiedene Weise durchgeführt.

Mit Hilfe dieser Methode wurde folgendes gefunden:

Beim Foetus ist die Gallenfarbstoffsekretion bis zum letzten Fötalmonate sehr klein. Dann beginnt eine bedeutende Vermehrung, die sich nach der Geburt mit erhöhter Intensität fortsetzt. Vom ca. 6. Tage ab läßt sich ein besonders steiler Anstieg in der Sekretionskurve nachweisen.

Es gibt keinen Unterschied in der Gallenfarbstoffproduktion zwischen ikterischen und nichtikterischen Neugeborenen.

Der Gallenfarbstoffgehalt des Blutes zeigt beim Foetus und auch beim Neugeborenen eine der Gallenfarbstoffproduktion entsprechende Vermehrung.

Er ist beim Foetus vermehrt im Vergleich zum Erwachse-

nen. Im Nabelschnurblut ist die Vermehrung schon beträchtlich (13,0—58,2 · 10^{-5} g pro 100 ccm Blut. Kinder, welche später
ikterisch werden, zeigen im allgemeinen die höchsten Werte.
Nach der Geburt steigt der Gallenfarbstoffgehalt noch
3—10 Tage lang (am längsten bei Frühgeburten). Kinder,
bei welchen der Gallenfarbstoffgehalt des Blutes eine bestimmte **Grenze (die um 125,0 · 10^{-5} g pro 100 ccm Blut** schwankt)
überschreitet, werden ikterisch, andere nicht.

Der Gallenfarbstoffgehalt des Blutes und die Intensität
des Hautikterus zeigen einen Parallelismus.

In klinischer Hinsicht unterscheiden sich die nicht
ikterischen und ikterischen Kinder voneinander nur darin,
daß die letzteren mit steigender Intensität des Ikterus
leichtere, sekundäre, cholämische Symptome (Schlafsucht,
Kratzen) zeigen.

Es konnte kein Einfluß von seiten verschiedener Infektionen (Lues, Sepsis usw.) und Traumata auf den Verlauf resp.
auf die Entstehung des Icterus neonatorum festgestellt
werden.

Bei Tieren kommt mit größter Wahrscheinlichkeit Icterus
neonatorum nur beim Pferd vor. Nur Pferd und Mensch haben
Bilirubin normalerweise in ihrem Blut.

Auf Grund dieser und verschiedener aus dem Tierexperiment gewonnenen Tatsachen wird das Wesen und die Ätiologie des Icterus
neonatorum auf folgende Weise erklärt:

1. Der Icterus neonatorum ist rein hepatogenen Ursprungs.
Das hämatogene Moment spielt dabei keine Rolle.

2. Der Icterus neonatorum beruht darauf, daß die Leber
des Neugeborenen **noch** einige Zeit nach der Geburt einen
merkbaren Teil von Gallenfarbstoff ins Blut übergehen
läßt, wie dies jede fötale Leber tut. Da nun gegen Ende der Fötalperiode und nach der Geburt die Gallenfarbstoffsekretion physiologischerweise ansteigt, so steigt auch der Gallenfarbstoffgehalt des Blutes:
damit ist die Bedingung für die Entstehung des Icterus neonatorum
gegeben.

3. Der Icterus neonatorum ist demnach eine einheitliche physiologische Erscheinung, dis bisweilen eine
pathologische Stärke (Icterus neonatorum gravis) erreichen
kann.

Zum Schluß möchte ich Herrn Prof. Leo Langstein meinen aufrichtigen Dank aussprechen, auf dessen Vorschlag ich die Icterus neonatorum-Frage aufgenommen habe. Er hat durch sein Entgegenkommen in mancher Weise meine Arbeit erleichtert und sein lebhaftes und unverändertes Interesse für diese Untersuchungen haben sehr anregend auf mich gewirkt.

Herrn Dr. Edelstein, der mir in chemischen Fragen zur Seite gestanden hat, bin ich zu besonderem Dank verpflichtet.

Literatur über Icterus neonatorum

inkl. I. n. gravis und I. n. bei den Tieren.

Andere Arbeiten, die ich im Text erwähnt habe, die aber nicht direkt den Icterus neonatorum berühren, werden in dieser Zusammenstellung nicht mehr berücksichtigt.

Abrami, Les ictères infectieux d'origine septicémique et l'infection descendente des Voies biliaires. Thèse Paris 1910.

Abramow, Pathogenese des Ikterus. Virchows Archiv **181**, S. 201. 1906.

Besson, Contribution à l'étude des ictères de la première enfance. Thèse Montpellier 1909.

Biffi und Galli, Sang et urines des nouveau-nés. Journ. de Physiol. et de Pathol. génér. **9**, S. 728. 1907.

Birch - Hirschfeld, Die Entstehung der Gelbsucht neugeborener Kinder. Virchows Archiv **87**, S. 1 ff. 1882.

Busfield, A series of cases of Icterus neonatorum in a family. Brit. med. Journ. **1**, S. 20. 1906.

Cathala und Daunay, Recherches sur le sang et sur l'urine des nouveau-nés pour servir à l'étude de l'ictère simple des nouveau-nés. L'Obstétrique 1908, und **14**, S. 146. 1909.

Cruse, Beiträge zur Kenntnis des Icterus neonatorum. Archiv f. Kinderheilk. **1**, S. 353. 1880.

Czerny und Keller, Des Kindes Ernährung II, S. 204. 1909.

Duguid, A series of cases of Icterus neonatorum in a family. Brit. med. Journ. **1**. S. 319. 1906.

Eppinger, Hans, Der Ikterus. Ergebnisse der Inneren Medizin und Kinderheilkunde **1**, S. 107. 1908.

Epstein, Über die Gelbsucht bei neugeborenen Kindern. Volkmanns Sammlung klin. Vorträge Nr. 180. 1880.

Esch, Über Kernikterus der Neugeborenen. Zentralbl. f. Gynäkol. **32**, S. 969. 1908.

Fletscher, Über Icterus catarrhalis beim Säugling. Jahrb. f. Kinderheilk. **60**, S. 776. 1904.

Frerichs, Klinik der Leberkrankheiten I, S. 198. 1858.

Friedberger und Fröhner, Über Icterus neonatorum bei Haustieren. Lehrbuch der speziellen Pathologie und Therapie der Haustiere. Stuttgart 1908.

Gilbert und Lereboullet, Sur la teneur en Bilirubine du sérum sanguin dans l'ictère simple du nouveau-né. Compt. rend. de la Soc. de Biol. **59**, S. 35—37. 1905.

— — und Stern, Über dasselbe. In Annales de Gynécol. et d'Obstétrique **60**, S. 18. 1903.

— und Herscher, Sur la teneur du sang normal en bilirubine. Compt. rend. de la Soc. de Biol. **58**, S. 899. 1905.

Gorter und Hannema noch nicht veröffentlicht. (Holländisch.)

Gosselin, Les ictères des nouveau-nés. Lille 1907.

Serie A. Gallenfarbstoffausscheidung im Stuhl und Urin.

Tabelle I.

Kind Fröhlich. Geburtsgewicht 3200 g. Nicht ikterisch.

a) Gallenfarbstoff im Stuhl.

Zeit (Perioden)	Gesamt-Trockenkot g	Zur Bestimmung g	Chloroform-menge ccm	Abgelesene Winkel bei der Wellenlänge I = 538 $\mu\mu$	bei der Wellenlänge II = 493 $\mu\mu$	Schichtdicke cm	Extinktionskoeffizient für die Wellenlänge I	für die Wellenlänge II	Bilirubin (Br) u. Biliverdin (Bv) in untersuchter Kotmenge mg	Gallenfarbstoff (Br + Bv) in unters. Kotmenge Einzelbestimmungen mg	Mittel mg	Gesamt-Gallenfarbstoff in betr. Periode mg
Fötal-Periode	(Mekonium) ein Teil bei der Geburt verloren gegangen	0,3	50,0	$\alpha_1 = 42^0\,30'$ $\alpha_2 = 41^0\,30'$	$\alpha_1 = 46^0\,30'$ $\alpha_2 = 38^0\,6'$	1	$\varepsilon = 0,01524$	$\varepsilon = 0,12838$	Br = 0,27 Bv = 0,07	0,34	0,38	
		0,3	50,0	$\alpha_1 = 42^0\,12'$ $\alpha_2 = 40^0\,36'$	$\alpha_1 = 47^0\,12'$ $\alpha_2 = 37^0\,42'$	1	$\varepsilon = 0,02445$	$\varepsilon = 0,1437$	Br = 0,278 Bv = 0,129	0,41		
I. Periode: 1.—5. Tag	16,09	2,0	100,0	$\alpha_1 = 45^0$ $\alpha_2 = 41^0\,18'$	$\alpha_1 = 63^0\,6'$ $\alpha_2 = 24^0\,12'$	1	$\varepsilon = 0,05625$	$\varepsilon = 0,64206$	Br = 2,80 Bv = 0,53	3,33	3,50	28,16
		2,0	100,0	$\alpha_1 = 46^0\,12'$ $\alpha_2 = 40^0\,30'$	$\alpha_1 = 65^0\,54'$ $\alpha_2 = 25^0\,12'$	1	$\varepsilon = 0,08670$	$\varepsilon = 0,67676$	Br = 2,79 Bv = 0,87	3,67		
II. Periode: 6.—8. Tag	16,95	1	75,0	$\alpha_1 = 44^0\,30'$ $\alpha_2 = 42^0\,6'$	$\alpha_1 = 59^0\,24'$ $\alpha_2 = 28^0\,12'$	1	$\varepsilon = 0,03646$	$\varepsilon = 0,49724$	Br = 1,70 Bv = 0,24	1,94	1,95	33,05
		1	75,0	$\alpha_1 = 44^0\,30'$ $\alpha_2 = 40^0\,54'$	$\alpha_1 = 59^0\,6'$ $\alpha_2 = 28^0\,36'$	1	$\varepsilon = 0,05479$	$\varepsilon = 0,48637$	Br = 1,54 Bv = 0,41	1,95		
III. Periode: 9.—11. Tag	13,0	1	60,0	$\alpha_1 = 45^0\,30'$ $\alpha_2 = 40^0$	$\alpha_1 = 46^0\,48'$ $\alpha_2 = 40^0\,12'$	1	$\varepsilon = 0,08377$	$\varepsilon = 0,74715$	Br = 1,90 Bv = 0,51	2,41	2,46	31,98
		1	60,0	$\alpha_1 = 65^0$ $\alpha_2 = 21^0$	$\alpha_1 = 66^0\,54'$ $\alpha_2 = 21^0\,42'$	1	$\varepsilon = 0,10042$	$\varepsilon = 0,77021$	Br = 1,89 Bv = 0,61	2,50		
IV. Periode: 12. u. 13. Tag	20,4	1	50	$\alpha_1 = 44^0\,36'$ $\alpha_2 = 41^0\,30'$	$\alpha_1 = 61^0\,24'$ $\alpha_2 = 25^0$	1	$\varepsilon = 0,04713$	$\varepsilon = 0,59476$	Br = 1,32 Bv = 0,21	1,53	1,49	30.40
		1	80	$\alpha_1 = 43^0\,48'$ $\alpha_2 = 42^0\,18'$	$\alpha_1 = 54^0\,48'$ $\alpha_2 = 31^0\,18'$	1	$\varepsilon = 0,02279$	$\varepsilon = 0,36764$	Br = 1,31 Bv = 0,13	1,44		

In 13 Tagen Gallenfarbstoff: **123.79**

b) Gallenfarbstoff im Harn.

Zeit	Urinmenge ccm	Chloroform-menge ccm	Abgelesene Winkel bei der Wellenlänge I = 538 $\mu\mu$	bei der Wellenlänge II = 493 $\mu\mu$	Schichtdicke cm	Extinktionskoeffizient für die Wellenlänge I	für die Wellenlänge II	Bilirubin (Br) und Biliverdin (Bv) in betreff. Periode mg	Gallenfarbstoff (Br + Bv) in betr. Periode mg
1.—4. Tag	190	20	$\alpha_1 = 46^0\,30'$ $\alpha_2 = 41^0\,18'$	$\alpha_1 = 54^0\,12'$ $\alpha_2 = 34^0$	2	$\varepsilon = 0,03950$	$\varepsilon = 0,1565$	Br = 0,1 Bv = 0,09	0,19
5.—8. Tag	820		quantitativ nicht bestimmer						+
9.—12. Tag	1300		nicht nachweisbar						—
13. und 14. Tag	990								—

Im Urin, im Ganzen   0,19

Gesamt-Gallenfarbstoff im Stuhl und Urin = **123,98** mg.

Tabelle II.

Kind Manteufel. Geburtsgewicht 3220 g. Ikterus III.

a) Gallenstoff im Stuhl.

Zeit: (Perioden)	Gesamt-Trocken-kot g	Zur Bestim-mung g	Chloro-form-menge ccm	Abgelesene Winkel bei der Wellenlänge I = 538 $\mu\mu$	bei der Wellenlänge II = 493 $\mu\mu$	Schicht-dicke cm	Extinktionskoeffizient für die Wellen-länge I	für die Wellen-länge II	Bilirubin (Br) u. Biliverdin (Bv) in untersuchter Kotmenge mg	Gallenfarbstoff (Br + Bv) in unters. Kotmenge Einzelbe-stimmungen mg	Mittel mg	Gesamt-Gallenfarb-stoff in betr. Perioden mg
Fötal-Periode	13,2 (Mekonium) b. d. Geburt etwas verlo-ren gegang.	1	60	$\alpha_1 = 45^0\,24'$ $\alpha_2 = 40^0\,54'$	$\alpha_1 = 48^0\,36'$ $\alpha_2 = 30^0$	1	$\varepsilon = 0,05631$	$\varepsilon = 0,29153$	Br = 0,65 Bv = 0,35	1,0	0,97	12,70
		1	60	$\alpha_1 = 42^0\,30'$ $\alpha_2 = 39^0\,30'$	$\alpha_1 = 50^{.}$ $\alpha_2 = 33^0$	1	$\varepsilon = 0,04640$	$\varepsilon = 0,26367$	Br = 0,64 Bv = 0,29	0,93		
I. Periode: 1.—5. Tag.	3,22	1	100	$\alpha_1 = 43^0\,12'$ $\alpha_2 = 40^0\,48'$	$\alpha_1 = 58^0$ $\alpha_2 = 27^0\,18'$	1	$\varepsilon = 0,03963$	$\varepsilon = 0,49144$	Br = 2,16 Bv = 0,37	2,53	2,57	8,28
		1	100	$\alpha_1 = 43^0\,30'$ $\alpha_2 = 40^0\,24'$	$\alpha_1 = 58^0\,54'$ $\alpha_2 = 27^0\,42'$	1	$\varepsilon = 0,04729$	$\varepsilon = 0,49934$	Br = 2,16 Bv = 0,45	2,61		
II. Periode: 6.—8. Tag	7,7	1	100	$\alpha_1 = 46^0\,48'$ $\alpha_2 = 40^0\,30'$	$\alpha_1 = 80^0$ $\alpha_2 = 90^0\,36'$	1	$\varepsilon = 0,09581$	$\varepsilon = 1,52544$	Br = 6,91 Bv = 0,81	7,72	7,51	57,83
		1	100	$\alpha_1 = 46^0\,12'$ $\alpha_2 = 40^0\,36'$	$\alpha_1 = 78^0\,6'$ $\alpha_2 = 9^0\,36'$	1	$\varepsilon = 0,08517$	$\varepsilon = 1,45266$	Br = 6,59 Bv = 0,70	7,29		
III. Periode: 9.—11. Tag	9,25	1	100	$\alpha_1 = 45^0\,54'$ $\alpha_2 = 40^0\,12'$	$\alpha_1 = 72^0\,6'$ $\alpha_2 = 18^0\,42'$	1	$\varepsilon = 0,08676$	$\varepsilon = 0,96128$	Br = 4,16 Bv = 0,82	4,98	4,89	45,23
		1	100	$\alpha_1 = 45^0\,30'$ $\alpha_2 = 40^0\,36'$	$\alpha_1 = 70^0\,18'$ $\alpha_2 = 18^0\,6'$	1	$\varepsilon = 0,07608$	$\varepsilon = 0,9317$	Br = 4,10 Bv = 0,70	4,80		
IV. Periode: 12. und 13. Tag	5,2	1	100	$\alpha_1 = 44^0$ $\alpha_2 = 40^0\,48'$	$\alpha_1 = 57^0$ $\alpha_2 = 27^0$	1	$\varepsilon = 0,04874$	$\varepsilon = 0,48031$	Br = 2,05 Bv = 0,89	2,94	2,86	14,87
		1	125	$\alpha_1 = 45^0\,30'$ $\alpha_2 = 41^0\,12'$	$\alpha_1 = 54^0\,18'$ $\alpha_2 = 29^0\,54'$	1	$\varepsilon = 0,06536$	$\varepsilon = 0,38364$	Br = 1,82 Bv = 0,95	2,77		

Gesamt-Gallenfarbstoff im Stuhl in 13 Tagen· 126,21

b) Gallenstoff im Urin.

Zeit	Urin-menge ccm	Chloro-form-menge ccm	Abgelesene Winkel bei der Wellen-länge I	bei der Wellen-länge II	Schicht-dicke cm	Extinktionskoeffizient für die Wellen-länge I	für die Wellen-länge II	Bilirubin (Br) und Biliverdin (Bv) in betreff. Periode mg	Gallenfarbstoff (Br + Bv) in betr. Periode mg
I. Periode: 1.—4. Tag	150	30	$\alpha_1 = 45^0\,12'$ $\alpha_2 = 41^0\,36'$	$\alpha_1 = 48^0\,54'$ $\alpha_2 = 38^0\,12'$	2	$\varepsilon = 0,02735$	$\varepsilon = 0,08169$	Br = 0,07 Bv = 0,09	0,16
II. Periode: 5.—8. Tag	250	50	$\alpha_1 = 45^0\,48'$ $\alpha_2 = 44^0\,24'$	$\alpha_1 = 49^0\,24'$ $\alpha_2 = 39^0\,12'$	2	$\varepsilon = 0,01449$	$\varepsilon = 0,07775$	Br = 0,16 Bv = 0,07	0,23
III. Periode: 9.—12. Tag	420	15	$\alpha_1 = 45^0\,24'$ $\alpha_2 = 44^0\,36'$	$\alpha_1 = 47^0\,12'$ $\alpha_2 = 43^0\,6'$	2	$\varepsilon = 0,00666$	$\varepsilon = 0,03263$	Br = 0,02 Bv = 0,01	0,03
IV. Periode: 13. u. 14. Tag	440		Gallenfarbstoff nicht nachweisbar						—

Gesamt-Gallenfarbstoff im Urin: 0,42

Gesamtgallenfarbstoff in 13 Tagen im Stuhl und Urin = 126,63 mg.

Tabelle III.
Kind Kupke. Geburtsgewicht 3280 g. Ikterus II.
a) Gallenfarbstoff im Stuhl.

Zeit (Perioden)	Gesamt-Trocken-kot g	Zur Bestim-mung g	Chloro-form-menge ccm	Abgelesene Winkel bei der Wellen-länge I = 538 $\mu\mu$	bei der Wellen-länge II = 493 $\mu\mu$	Schicht-dicke cm	Extinktionskoeffizient für die Wellen-länge I	für die Wellen-länge II	Bilirubin (Br) u Biliverdin (Bv) in untersuchter Kotmenge mg	Gallenfarbstoff (Br + Bv) in unters. Kotmenge Einzelbe-stimmungen mg	Mittel mg	Gesamt-Gallenfarb-stoff in betr. Periode mg
Fötal-Periode	17,2 (Meko-nium)	1	100	$\alpha_1 = 45^0\,30'$ $\alpha_2 = 41^0\,24'$	$\alpha_1 = 50^0$ $\alpha_2 = 37^0$	1	$\varepsilon = 0{,}06230$	$\varepsilon = 0{,}19908$	Br = 0,65 Bv = 0,63	1,28	1,43	24,58
		1	100	$\alpha_1 = 47^0\,30'$ $\alpha_2 = 42^0$	$\alpha_1 = 50^0\,42'$ $\alpha_2 = 35^0\,18'$	1	$\varepsilon = 0{,}08351$	$\varepsilon = 0{,}2369$	Br = 0,65 Bv = 0,93	1,58		
I. Periode: 1.—5. Tag	4,72	1	100	$\alpha_1 = 56^0$ $\alpha_2 = 31^0\,12'$	$\alpha_1 = 78^0$ $\alpha_2 = 10^0$	1	$\varepsilon = 0{,}38881$	$\varepsilon = 1{,}42621$	Br = 4,61 Bv = 4,25	8,86	8,43	39,79
		1	100	$\alpha_1 = 56^0\,48'$ $\alpha_3 = 30^0\,48'$	$\alpha_1 = 75^0\,12'$ $\alpha_2 = 12^0\,48'$	1	$\varepsilon = 0{,}40911$	$\varepsilon = 1{,}22165$	Br = 3,46 Bv = 4,54	8,0		
II. Periode: 6.—8. Tag	5,4	1	100	$\alpha_1 = 45^0\,12'$ $\alpha_2 = 39^0\,6'$	$\alpha_1 = 71^0\,48'$ $\alpha_2 = 15^0\,30'$	1	$\varepsilon = 0{,}09311$	$\varepsilon = 1{,}0401$	Br = 4,54 Bv = 0,88	5,42	5,40	29,16
		1	100	$\alpha_1 = 45^0\,24'$ $\alpha_2 = 39^0$	$\alpha_1 = 72^0\,54'$ $\alpha_2 = 16^0\,48'$	1	$\varepsilon = 0{,}09769$	$\varepsilon = 1{,}03207$	Br = 4,40 Bv = 0,98	5,38		
III. Periode: 9.—11. Tag	8,615	1	100	$\alpha_1 = 48^0$ $\alpha_2 = 38^0$	$\alpha_1 = 67^0\,6'$ $\alpha_2 = 22^0$	1	$\varepsilon = 0{,}15275$	$\varepsilon = 0{,}76785$	Br = 2,89 Bv = 1,67	4,56	4,40	37,93
		1	100	$\alpha_1 = 46^0\,48'$ $\alpha_2 = 38^0\,24'$	$\alpha_1 = 65^0\,54'$ $\alpha_2 = 21^0\,48'$	1	$\varepsilon = 0{,}12826$	$\varepsilon = 0{,}74735$	Br = 2,86 Bv = 1,37	4,23		
IV. Periode: 12. u. 13. Tag	7,8	1	100	$\alpha_1 = 45^0\,24'$ $\alpha_2 = 38^0\,36'$	$\alpha_1 = 55^0$ $\alpha_2 = 30^0$	1	$\varepsilon = 0{,}10390$	$\varepsilon = 0{,}39333$	Br = 1,29 Bv = 1,14	2,43	2,51	19,58
		1	100	$\alpha_1 = 46^0\,36'$ $\alpha_2 = 38^0\,36'$	$\alpha_1 = 55^0\,54'$ $\alpha_2 = 30^0\,12'$	1	$\varepsilon = 0{,}12211$	$\varepsilon = 0{,}40474$	Br = 1,24 Bv = 1,34	2,58		

Gesamt-Gallenfarbstoff im Stuhl in 13 Tagen: **126,46**

b) Gallenfarbstoff im Urin.

Zeit	Urin-menge ccm	Chloro-form-menge ccm	Abgelesene Winkel bei Wellen-länge I	bei Wellen-länge II	Schicht-dicke cm	Extinktionskoeffizient für die Wellen-länge I	für die Wellen-länge II	Bilirubin (Br) und Biliverdin (Bv) in betreff. Periode mg	Gallenfarbstoff (Br + Bv) in betr. Periode mg
I. Periode: 1.—4. Tag	85	20	$\alpha_1 = 45^0\,6'$ $\alpha_2 = 43^0\,30'$	$\alpha_1 = 47^0$ $\alpha_2 = 42^0\,6'$	2	$\varepsilon = 0{,}01745$	$\varepsilon = 0{,}03719$	Br = 0,02 Bv = 0,10	0,12
II. Periode: 5.—8. Tag	280	20	$\alpha_1 = 45^0\,6'$ $\alpha_2 = 42^0\,18'$	$\alpha_1 = 47^0\,13'$ $\alpha_2 = 43^0\,18'$	2	$\varepsilon = 0{,}00531$	$\varepsilon = 0{,}03035$	Br = 0,02 Bv = 0,01	0,03
III. Periode: 9.—12. Tag	620	15	$\alpha_1 = 46^0\,48'$ $\alpha_2 = 43^0$	$\alpha_1 = 61^0\,36'$ $\alpha_2 = 28^0\,30'$	1	$\varepsilon = 0{,}05765$	$\varepsilon = 0{,}53229$	Br = 0,34 Bv = 0,08	0,42
IV. Periode: 13. u. 14. Tag	215	—	—	—	—	—	—	—	Spur

Gesamt-Gallenfarbstoff im Urin: **0,57**

Gesamt-Gallenfarbstoff in 13 Tagen im Stuhl und Urin = **127,03** mg.

Tabelle IV.

Kind Schmidt. Geburtsgewicht 3500 g. Ikterus II.

a) Gallenfarbstoff im Stuhl:

Zeit (Perioden)	Gesamt-Trocken-kot g	Zur Bestim-mung g	Chloro-form-menge ccm	Abgelesene Winkel bei der Wellenlänge I = 538 $\mu\mu$	bei der Wellenlänge II = 493 $\mu\mu$	Schicht-dicke cm	Extinktionskoeffizient für die Wellen-länge I	für die Wellen-länge II	Bilirubin (Br) u. Biliverdin (Bv) in untersuchter Kotmenge mg	Gallenfarbstoff (Br + Bv) in unters. Kotmenge Einzel-Be-stimmungen mg	Mittel mg	Gesamt-Gallenfarb-stoff in betr. Periode mg
Fötal-Periode (Mekonium) etwas b. d. Geb. verl.-gegangen	9,85	0,5	80	$\alpha_1 = 41^0\,30'$ $\alpha_2 = 40^0\,36'$	$\alpha_1 = 43^0\,24'$ $\alpha_2 = 38^0\,6'$	1	$\varepsilon = 0,00689$	$\varepsilon = 0,04068$	Br = 0,24 Bv = 0,05	0,29	0,44	8,67
		0,5	80	$\alpha_1 = 41^0\,36'$ $\alpha_2 = 40^0\,54'$	$\alpha_1 = 43^0\,36'$ $\alpha_2 = 37^0\,12'$	1	$\varepsilon = 0,01071$	$\varepsilon = 0,11850$	Br = 0,42 Bv = 0,08	0,50		
I. Periode: 1.—5. Tag	2,93	1	100	$\alpha_1 = 45^0\,12'$ $\alpha_2 = 38^0$	$\alpha_1 = 77^0\,30'$ $\alpha_2 = 8^0\,48'$	1	$\varepsilon = 0,11321$	$\varepsilon = 1,46445$	Br = 6,42 Bv = 1,02	7,44	7,22	21,13
		1	100	$\alpha_1 = 45^0\,30'$ $\alpha_2 = 38^0\,54'$	$\alpha_1 = 77^0\,12'$ $\alpha_2 = 10^0\,36'$	1	$\varepsilon = 0,10076$	$\varepsilon = 1,37142$	Br = 6,10 Bv = 0,90	7,0		
II. Periode: 6.—8. Tag und	16,09	1	100	$\alpha_1 = 46^0$ $\alpha_2 = 37^0\,48'$	$\alpha_1 = 73^0\,54'$ $\alpha_2 = 12^0\,30'$	1	$\varepsilon = 0,12548$	$\varepsilon = 1,19389$	Br = 5,08 Bv = 1,22	6,30	6,37	102,56
III. Periode: 9.—11. Tag		1	100	$\alpha_1 = 46^0\,30'$ $\alpha_2 = 38^0\,36'$	$\alpha_1 = 74^0\,48'$ $\alpha_2 = 12^0\,12'$	1	$\varepsilon = 0,12059$	$\varepsilon = 1,23105$	Br = 5,29 Bv = 1,15	6,44		
IV. Periode: 12. u. 13. Tag	5,35	1	100	$\alpha_1 = 46^0\,12'$ $\alpha_2 = 37^0\,18'$	$\alpha_1 = 72^0$ $\alpha_2 = 14^0\,18'$	1	$\varepsilon = 0,13636$	$\varepsilon = 1,08186$	Br = 4,15 Bv = 1,37	5,52	5,42	28,89
		1	100	$\alpha_1 = 44^0\,36'$ $\alpha_2 = 38^0\,12'$	$\alpha_1 = 70^0\,12'$ $\alpha_2 = 15^0\,12'$	1	$\varepsilon = 0,09801$	$\varepsilon = 1,00959$	Br = 4,37 Bv = 0,94	5,31		

Gesamt-Gallenfarbstoff in 13 Tagen: 152,58

b) Gallenfarbstoff im Urin.

Zeit	Urin-menge ccm	Chloro-form-menge ccm	Abgelesene Winkel bei der Wellen-länge I	bei der Wellen-länge II	Schicht-dicke ccm	Extinktionskoeffizient für die Wellen-länge I	für die Wellen-länge II	Bilirubin (Br) und Biliverdin (Bv) in betreff. Periode mg	Gallenfarbstoff (Br + Bv) in betr. Periode mg
I. Period: 1.—4. Tag	515	40	$\alpha_1 = 45^0\,12'$ $\alpha_2 = 43^0\,42'$	$\alpha_1 = 47^0\,54'$ $\alpha_2 = 40^0\,48'$	2	$\varepsilon = 0,01517$	$\varepsilon = 0,05397$	Br = 0,06 Bv = 0,06	0,12
II. Periode: 5.—8. Tag	780	50	$\alpha_1 = 45^0$ $\alpha_2 = 42^0\,12'$	$\alpha_1 = 48^0\,30'$ $\alpha_2 = 40^0\,42'$	2	$\varepsilon = 0,02126$	$\varepsilon = 0,06021$	Br = 0,08 Bv = 0,11	0,19
III. Periode: 9.—12. Tag	850	—	—	—	—	—	—	—	Spur
IV. Periode 13. und 14. Tag	510	—	—	—	—	—	—	—	—

Gesamt-Gallenfarbstoff im Urin: 0,31

Gesamt-Gallenfarbstoff in 13 Tagen im Stuhl und Urin = **152,89** mg.

Tabelle V.

Kind Bessmann. Geburtsgewicht 4000 g. Nicht ikterisch.

a) Gallenfarbstoff im Stuhl.

Zeit (Perioden)	Gesamt-Trockenkot g	Zur Bestimmung g	Chloroformmenge ccm	Abgelesene Winkel bei der Wellenlänge I = 538 $\mu\mu$	bei der Wellenlänge II = 493 $\mu\mu$	Schichtdicke cm	Extinktionskoeffizient für die Wellenlänge I	für die Wellenlänge II	Bilirubin (Br) u. Biliverdin (Bv) in untersuchter Kotmenge mg	Gallenfarbstoff (Br + Bv) in unters. Kotmenge Einzelbestimmungen mg	Mittel mg	Gesamt-Gallenfarbstoff in betr. Periode mg
Fötal-Periode	23,23 (Meconium)	1	100	$\alpha_1 = 45^0\ 6'$ $\alpha_2 = 39^0$	$\alpha_1 = 50^0$ $\alpha_2 = 34^0\ 30'$	1	$\varepsilon = 0,09315$	$\varepsilon = 0,23906$	Br = 0,60 Bv = 1,04	1,64		38,10
		1	—			—	—	—		—		
I. Periode: 1.—5. Tag	5,72	1	100	$\alpha_1 = 50^0\ 36'$ $\alpha_2 = 34^0\ 30'$	$\alpha_1 = 76^0\ 6'$ $\alpha_2 = 11^0\ 18'$	1	$\varepsilon = 0,24831$	$\varepsilon = 1,30583$	Br = 4,86 Bv = 2,65	7,51	7,70	43,89
		1	100	$\alpha_1 = 51^0\ 30'$ $\alpha_2 = 35^0\ 6'$	$\alpha_1 = 77^0\ 42'$ $\alpha_2 = 10^0\ 48'$	1	$\varepsilon = 0,25255$	$\varepsilon = 1,38098$	Br = 5,24 Bv = 2,64	7,88		
II. Periode: 6.—8. Tag	9,75	1	100	$\alpha_1 = 48^0\ 6'$ $\alpha_2 = 37^0\ 12'$	$\alpha_1 = 65^0\ 36'$ $\alpha_2 = 21^0$	1	$\varepsilon = 0,16630$	$\varepsilon = 0,75712$	Br = 2,67 Bv = 1,83	4,50	4,70	45,83
		1	100	$\alpha_1 = 48^0\ 48'$ $\alpha_2 = 36^0$	$\alpha_1 = 67^0\ 6'$ $\alpha_2 = 20^0\ 12'$	1	$\varepsilon = 0,19652$	$\varepsilon = 0,80750$	Br = 2,75 Bv = 2,14	4,89		
III. Periode: 9.—11. Tag	9,025	1	100	$\alpha_1 = 47^0\ 18'$ $\alpha_2 = 37^0\ 36'$	$\alpha_1 = 61^0\ 48'$ $\alpha_2 = 24^0\ 12'$	1	$\varepsilon = 0,15035$	$\varepsilon = 0,61808$	Br = 2,10 Bv = 1,62	3,72	3,88	35,04
		1	100	$\alpha_1 = 47^0\ 54'$ $\alpha_2 = 36^0\ 24'$	$\alpha_1 = 62^0$ $\alpha_2 = 22^0\ 12'$	1	$\varepsilon = 0,17642$	$\varepsilon = 0,66357$	Br = 2,16 Bv = 1,90	4,06		
IV. Periode: 12. u. 13. Tag	7,425	1	100	$\alpha_1 = 47^0\ 18'$ $\alpha_2 = 37^0\ 42'$	$\alpha_1 = 61^0\ 24'$ $\alpha_2 = 24^0\ 6'$	1	$\varepsilon = 0,15061$	$\varepsilon = 0,61281$	Br = 2,05 Bv = 1,67	3,72	3,72	27,64
		1	100	$\alpha_1 = 47^0\ 6'$ $\alpha_2 = 37^0\ 18'$	$\alpha_1 = 62^0\ 30'$ $\alpha_2 = 24^0\ 54'$	1	$\varepsilon = 0,15002$	$\varepsilon = 0,61683$	Br = 2,10 Bv = 1,61	3,71		

Gesamt-Gallenfarbstoff im Stuhl in 13 Tagen: **152,40**

b) Gallenfarbstoff im Urin.

Zeit	Urinmenge ccm	Chloroformmenge ccm	Abgelesene Winkel bei der Wellenlänge I	bei der Wellenlänge II	Schichtdicke cm	Extinktionskoeffizient für die Wellenlänge I	für die Wellenlänge II	Bilirubin (Br) und Biliverdin (Bv) in betreff. Periode mg	Gallenfarbstoff (Br + Bv) in betr. Periode mg
I. Periode: 1.—4. Tag	180		quantitativ nicht bestimmbar					—	+
II. Periode: 5.—8. Tag	600	80	$\alpha_1 = 45^0\ 6'$ $\alpha_2 = 44^0\ 12'$	$\alpha_1 = 46^0\ 30'$ $\alpha_2 = 43^0\ 6'$	2	$\varepsilon = 0,00607$	$\varepsilon = 0,02579$	Br = 0,07 Bv = 0,05	0,12
III. Periode: 9.—12. Tag	905		nicht quantitativ bestimmbar						+
IV. Periode: 13. und 14. Tag	410		nicht nachweisbar					—	—

Gesamt-Gallenfarbstoff im Urin: **0,12**

Gesamt-Gallenfarbstoff in 13 Tagen im Stuhl und Urin = **152,52** mg.

7

Tabelle VI.

Kind Elstermann. Geburtsgewicht 3770 g. Ikterus II.

a) Gallenfarbstoff im Stuhl.

Zeit (Perioden)	Gesamt-Trocken-kot g	Zur Bestim-mung g	Chloro-form-menge ccm	Abgelesene Winkel bei der Wellenlänge I $= 538\ \mu\mu$	bei der Wellenlänge II $= 493\ \mu\mu$	Schicht-dicke cm	Extinktionskoeffizient für die Wellen-länge I	für die Wellen-länge II	Bilirubin (Br) u. Biliverdin (Bv) in untersuchter Kotmenge mg	Gallenfarbstoff (Br + Bv) in unters. Kotmenge Einzelbe-stimmungen mg	Mittel mg	Gesamt-Gallenfarb-stoff in betr. Periode mg
Fötal-Periode:	14,7 (Meconium)	1	100	$\alpha_1 = 44^0\,30'$ $\alpha_2 = 39^0\,30'$	$\alpha_1 = 50^0\,12'$ $\alpha_2 = 33^0\,24'$	1	$\varepsilon = 0,07632$	$\varepsilon = 0,25918$	Br $= 0,84$ Bv $= 0,80$	1,64	1,61	23,68
		1	100	$\alpha_1 = 45^0\,36'$ $\alpha_2 = 39^0\,42'$	$\alpha_1 = 52^0\,24'$ $\alpha_2 = 34^0\,12'$	1	$\varepsilon = 0,08991$	$\varepsilon = 0,23120$	Br $= 0,57$ Bv $= 1,0$	1,57		
I. Periode: 1.—5. Tag	9,63	1	100	$\alpha_1 = 44^0\,30'$ $\alpha_2 = 39^0$	$\alpha_1 = 60^0\,6'$ $\alpha_2 = 26^0$	1	$\varepsilon = 0,08405$	$\varepsilon = 0,55213$	Br $= 2,16$ Bv $= 0,87$	3,03	3,11	29,95
		1	100	$\alpha_1 = 45^0\,18'$ $\alpha_2 = 39^0\,12'$	$\alpha_1 = 59^0\,24'$ $\alpha_2 = 24^0\,12'$	1	$\varepsilon = 0,09308$	$\varepsilon = 0,57547$	Br $= 2,21$ Bv $= 0,97$	3,18		
II. Periode: 6.—8. Tag	10,98	1	100	$\alpha_1 = 24^0$ $\alpha_2 = 39^0\,18'$	$\alpha_1 = 60^0$ $\alpha_2 = 25^0\,48'$	1	$\varepsilon = 0,07183$	$\varepsilon = 0,55424$	Br $= 2,38$ Bv $= 0,73$	3,11	3,03	33,27
		1	100	$\alpha_1 = 45^0\,12'$ $\alpha_2 = 39^0\,36'$	$\alpha_1 = 59^0\,12'$ $\alpha_2 = 26^0\,24'$	1	$\varepsilon = 0,08638$	$\varepsilon = 0,52883$	Br $= 2,05$ Bv $= 0,90$	2,95		
III. Periode: 9.—11. Tag	19,3	1	100	$\alpha_1 = 43^0\,12'$ $\alpha_2 = 40^0$	$\alpha_1 = 58^0\,30'$ $\alpha_2 = 25^0\,30'$	1	$\varepsilon = 0,04888$	$\varepsilon = 0,53418$	Br $= 2,30$ Bv $= 0,47$	2,77	2,83	54,62
		1	100	$\alpha_1 = 43^0\,18'$ $\alpha_2 = 39^0\,36'$	$\alpha_1 = 58^0\,30'$ $\alpha_2 = 24^0\,48'$	1	$\varepsilon = 0,05656$	$\varepsilon = 0,54798$	Br $= 2,34$ Bv $= 0,55$	2,89		
IV. Periode: 12. u. 13. Tag	18,35	1	100	$\alpha_1 = 42^0\,24'$ $\alpha_2 = 39^0\,30'$	$\alpha_1 = 56^0\,48'$ $\alpha_2 = 27^0\,18'$	1	$\varepsilon = 0,04443$	$\varepsilon = 0,4714$	Br $= 2,05$ Bv $= 0,42$	2,47	2,63	48,26
		1	100	$\alpha_1 = 42^0\,48'$ $\alpha_1 = 39^0$	$\alpha_1 = 60^0\,6'$ $\alpha_2 = 26^0\,54'$	1	$\varepsilon = 0,05825$	$\varepsilon = 0,53502$	Br $= 2,21$ Bv $= 0,57$	2,78		

Gesamt-Gallenfarbstoff im Stuhl in 13 Tagen: 162,0

b) Gallenfarbstoff im Urin.

Zeit	Urin-menge ccm	Chloro-form-menge ccm	Abgelesene Winkel bei der Wellen-länge I	bei der Wellen-länge II	Schicht-dicke cm	Extinktionskoeffizient für die Wellen-länge I	für die Wellen-länge II	Bilirubin (Br) und Biliverdin (Bv) in betreff. Periode mg	Gallenfarbstoff (Br + Bv) in betr. Period mg
I. Periode: 1.—4. Tag	405	50	$\alpha_1 = 47^0\,36'$ $\alpha_2 = 41^0\,18'$	$\alpha_1 = 52^0\,42'$ $\alpha_2 = 34^0\,36'$	2	$\varepsilon = 0,04863$	$\varepsilon = 0,13892$	Br $= 0,19$ Bv $= 0,28$	0,47
II. Periode: 5.–8. Tag	810	50	$\alpha_1 = 48^0\,6'$ $\alpha_2 = 40^0\,30'$	$\alpha_1 = 60^0\,6'$ $\alpha_2 = 29^0$	2	$\varepsilon = 0,05779$	$\varepsilon = 0,2227$	Br $= 0,35$ Bv $= 0,33$	0,68
III. Periode: 9.—12. Tag	1410	25	$\alpha_1 = 46^0\,30'$ $\alpha_2 = 41^0\,12'$	$\alpha_1 = 54^0\,6'$ $\alpha_2 = 34^0\,12'$	2	$\varepsilon = 0,04027$	$\varepsilon = 0,17009$	Br $= 0,15$ Ev $= 0,11$	0,26
IV. Periode: 13. u. 14. Tag	550	—	—	—	—	—	—	—	—

Gesamt-Gallenfarbstoff im Urin: 1,41

Gesamt-Gallenfarbstoff in 13 Tagen im Stuhl und Urin $= \mathbf{163{,}41}$ mg.

Tabelle VII.
Kind Lewe. Geburtsgewicht 4030 g. Nicht ikterisch.
a) Gallenfarbstoff im Stuhl.

Zeit (Perioden)	Gesamt-Trocken-kot g	Zur Bestim-mung g	Chloro-form-menge ccm	Abgelesene Winkel bei der Wellen-länge I = 538 $\mu\mu$	bei der Wellen-länge II = 493 $\mu\mu$	Schicht-dicke g	Extinktionskoeffizient für die Wellen-länge I	für die Wellen-länge II	Bilirubin (Br) u. Biliverdin (Bv) in untersuchter Kotmenge mg	Gallenfarbstoff (Br + Bv) in unters. Kotmenge Einzelbe-stimmungen mg	Mittel mg	Gesamt-Gallenfarb-stoff in betr. Periode mg
Fötal-Periode (Meco-nium)	22,1	1	100	$\alpha_1 = 48^0 54'$ $\alpha_2 = 36^0 24'$	$\alpha_1 = 55^0 6'$ $\alpha_2 = 29^0 30'$	1	$\varepsilon = 0,19169$	$\varepsilon = 0,40375$	Br $= 0,75$ Bv $= 2,25$	3,0	2,87	63,43
		1	100	$\alpha_1 = 39^0 24'$ $\alpha_3 = 37^0 12'$	$\alpha_1 = 54^0$ $\alpha_2 = 28^0 48'$	1	$\varepsilon = 0,1876$	$\varepsilon = 0,39857$	Br $= 0,61$ Bv $= 2,12$	2,73		
I. Periode: 1.—5. Tag	13,425	2	100	$\alpha_1 = 47^0 18'$ $\alpha_2 = 36^0 24'$	$\alpha_1 = 66^0 30'$ $\alpha_2 = 19^0 6'$	1	$\varepsilon = 0,16805$	$\varepsilon = 0,82227$	Br $= 3,0$ Bv $= 1,8$	4,8	4,88	32,77
		2	100	$\alpha_1 = 46^0 48'$ $\alpha_2 = 36^0 18'$	$\alpha_1 = 67^0$ $\alpha_2 = 18^0 48'$	1	$\varepsilon = 0,16128$	$\varepsilon = 0,84013$	Br $= 3,13$ Bv $= 1,83$	4,96		
II. Periode: 6.—8. Tag	14,065	2	100	$\alpha_1 = 45^0 24'$ $\alpha_2 = 37^0 42'$	$\alpha_1 = 63^0 6'$ $\alpha_2 = 21^0 18'$	1	$\varepsilon = 0,11794$	$\varepsilon = 0,70377$	Br $= 2,73$ Bv $= 1,2$	3,93	3,96	27,85
		2	100	$\alpha_1 = 45^0 30'$ $\alpha_2 = 38^0 12'$	$\alpha_1 = 64^0 54'$ $\alpha_2 = 21^0 54'$	1	$\varepsilon = 0,10417$	$\varepsilon = 0,72513$	Br $= 2,92$ Bv $= 1,07$	3,99		
III. Periode: 9.—11. Tag	18,525	2	100	$\alpha_1 = 44^0$ $\alpha_2 = 39^0 6'$	$\alpha_1 = 52^0 48'$ $\alpha_2 = 31^0 30'$	1	$\varepsilon = 0,07492$	$\varepsilon = 0,33641$	Br $= 1,20$ Bv $= 0,81$	2,01	2,01	18,71
		2	100	$\alpha_1 = 43^0 30'$ $\alpha_2 = 39^0 36'$	$\alpha_1 = 53^0 30'$ $\alpha_2 = 30^0 48'$	1	$\varepsilon = 0,0596$	$\varepsilon = 0,35546$	Br $= 1,37$ Bv $= 0,63$	2,00		
IV. Periode: 12. u. 13. Tag	21,325	2	100	$\alpha_1 = 43^0$ $\alpha_2 = 39^0 6'$	$\alpha_1 = 56^0 6'$ $\alpha_2 = 28^0 24'$	1	$\varepsilon = 0,07492$	$\varepsilon = 0,43970$	Br $= 1,70$ Bv $= 0,83$	2,53	2,47	26,45
		2	100	$\alpha_1 = 43^0 36'$ $\alpha_2 = 40^0 12'$	$\alpha_1 = 57^0 36'$ $\alpha_2 = 29^0$	1	$\varepsilon = 0,05188$	$\varepsilon = 0,45374$	Br $= 1,89$ Bv $= 0,52$	2,41		

Gesamt-Gallenfarbstoff im Stuhl in 13 Tagen: 105,78

b) Gallenfarbstoff im Urin.

Zeit	Urin-menge ccm	Chloro-form-menge ccm	Abgelesene Winkel bei der Wellen-länge I	bei der Wellen-länge II	Schicht-dicke cm	Extinktionskoeffizient für die Wellen-länge I	für die Wellen-länge II	Bilirubin (Br) und Biliverdin (Bv) in betr. Periode mg	Gallenfarbstoff (Br + Bv) in betr. Periode mg
I. Periode: 1.—4. Tag	140		quantitativ nicht bestimmbar						+
II. Periode: 5.—8. Tag	980	20	$\alpha_1 = 45^0 18'$ $\alpha_2 = 46^0 6'$	$\alpha_1 = 47^0 12'$ $\alpha_2 = 42^0 36'$	2	$\varepsilon = 0,00910$	$\varepsilon = 0,03567$	Br $= 0,03$ Bv $= 0,02$	0,05
III. Periode 9.—12. Tag	1260	—	—	—	—	—	—	—	Spur
IV. Periode 13. u. 14. Tag	790		nicht nachweisbar						—

Gesamt-Gallenfarbstoff im Urin: 0,05

Gesamt-Gallenfarbstoff in 13 Tagen im Stuhl und Urin = **105,83** mg.

7*

Tabelle VIII.

Kind Schuler. Frühgeburt. Geburtsgewicht 2170 g. Ikterus IV.

a) Gallenfarbstoff im Stuhl.

Zeit (Perioden)	Gesamt-Trockenkot g	Zur Bestimmung g	Chloroform-menge ccm	Abgelesene Winkel bei der Wellenlänge I = 538 $\mu\mu$	bei der Wellenlänge II = 493 $\mu\mu$	Schichtdicke cm	Extinktionskoeffizient für die Wellenlänge I	für die Wellenlänge II	Bilirubin (Br) u. Biliverdin (Bv) in untersuchter Kotmenge mg	Gallenfarbstoff (Br+Bv) in unters. Kotmenge Einzelbestimmungen mg	Mittel mg	Gesamt-Gallenfarbstoff in betr. Periode mg
Fötal-Periode	3,1 (Meconium)	1	100	$\alpha_1 = 50^\circ 6'$ $\alpha_2 = 36^\circ$	$\alpha_1 = 52^\circ 6'$ $\alpha_2 = 33^\circ 12'$	2	$\varepsilon = 0{,}10824$	$\varepsilon = 0{,}1470$	Br = 0,06 Bv = 1,20	1,26	1,26	3,91
		1	100	$\alpha_1 = 49^\circ 30'$ $\alpha_2 = 36^\circ 48'$	$\alpha_1 = 53^\circ 48'$ $\alpha_2 = 33^\circ 42'$	2	$\varepsilon = 0{,}09727$	$\varepsilon = 0{,}15574$	Br = 0,16 Bv = 1,10	1,26		
I. Periode: 1.—5. Tag	12,35	1	100	$\alpha_1 = 43^\circ 30'$ $\alpha_2 = 41^\circ$	$\alpha_1 = 53^\circ 6'$ $\alpha_2 = 32^\circ 36'$	1	$\varepsilon = 0{,}03809$	$\varepsilon = 0{,}3186$	Br = 1,34 Bv = 0,38	1,72	1,75	21,70
		1	100	$\alpha_1 = 43^\circ 36'$ $\alpha_2 = 40^\circ 12'$	$\alpha_1 = 52^\circ 48'$ $\alpha_2 = 32^\circ 30'$	1	$\varepsilon = 0{,}05188$	$\varepsilon = 0{,}31554$	Br = 1,24 Bv = 0,54	1,78		
II. Periode: 6.—8. Tag	8,51	1	100	$\alpha_1 = 44^\circ 36'$ $\alpha_2 = 40^\circ 6'$	$\alpha_1 = 58^\circ 30'$ $\alpha_2 = 28^\circ 12'$	1	$\varepsilon = 0{,}06858$	$\varepsilon = 0{,}48336$	Br = 1,93 Bv = 0,71	2,64	2,64	22,10
		1	100	$\alpha_1 =$ $\alpha_2 =$	$\alpha_1 =$ $\alpha_2 =$	—	—	—	—			
III. Periode: 9.—11. Tag	12,75	1	100	$\alpha_1 = 44^\circ 12'$ $\alpha_2 = 40^\circ 42'$	$\alpha_1 = 58^\circ 36'$ $\alpha_2 = 28^\circ$	1	$\varepsilon = 0{,}05509$	$\varepsilon = 0{,}4884$	Br = 2,07 Bv = 0,54	2,61	2,59	33,45
		1	100	$\alpha_1 = 44^\circ 48'$ $\alpha_2 = 40^\circ 30'$	$\alpha_1 = 58^\circ 18'$ $\alpha_2 = 28^\circ 42'$	1	$\varepsilon = 0{,}06547$	$\varepsilon = 0{,}47091$	Br = 1,91 Bv = 0,66	2,57		
IV. Periode: 12. u. 13. Tag	12,77	1	100	$\alpha_1 = 43^\circ 18'$ $\alpha_2 = 41^\circ 30'$	$\alpha_1 = 52^\circ 30'$ $\alpha_2 = 33^\circ$	1	$\varepsilon = 0{,}02740$	$\varepsilon = 0{,}3025$	Br = 1,36 Bv = 0,26	1,62	1,68	21,45
		1	100	$\alpha_1 = 43^\circ 30'$ $\alpha_2 = 40^\circ 24'$	$\alpha_1 = 52^\circ 48'$ $\alpha_2 = 32^\circ 24'$	1	$\varepsilon = 0{,}04729$	$\varepsilon = 0{,}31722$	Br = 1,26 Bv = 0,48	1,74		

Gesamt-Gallenfarbstoff im Stuhl in 13 Tagen: **98,7**

b) Gallenfarbstoff im Urin.

Zeit	Urinmenge ccm	Chloroform-menge ccm	Abgelesene Winkel bei der Wellenlänge I	bei der Wellenlänge II	Schichtdicke cm	Extinktionskoeffizient für die Wellenlänge I	für die Wellenlänge II	Bilirubin (Br) und Biliverdin (Bv) in betr. Periode mg	Gallenfarbstoff (Br+Bv) in betr. Periode mg
I. Periode: 1.—4. Tag	150	30	$\alpha_1 = 45^\circ 12'$ $\alpha_2 = 42^\circ 6'$	$\alpha_1 = 49^\circ 6'$ $\alpha_2 = 38^\circ 48'$	1	$\varepsilon = 0{,}04807$	$\varepsilon = 0{,}15710$	Br = 0,14 Bv = 0,14	0,28
II. Periode: 5.—8. Tag	505	45	$\alpha_1 = 49^\circ 42'$ $\alpha_2 = 37^\circ 48'$	$\alpha_1 = 73^\circ$ $\alpha_2 = 15^\circ 30'$	2	$\varepsilon = 0{,}09095$	$\varepsilon = 0{,}53634$	Br = 0,73 Bv = 0,41	1,14
III. Periode: 9.—12. Tag	800	30	$\alpha_1 = 45^\circ 12'$ $\alpha_2 = 41^\circ 36'$	$\alpha_1 = 50^\circ 24'$ $\alpha_2 = 38^\circ$	2	$\varepsilon = 0{,}02735$	$\varepsilon = 0{,}09477$	Br = 0,08 Bv = 0,10	0,18
IV. Periode: 13. und 14. Tag	480	10	$\alpha_1 = 45^\circ 30'$ $\alpha_2 = 42^\circ 18'$	$\alpha_1 = 49^\circ 30'$ $\alpha_2 = 39^\circ 12'$	2	$\varepsilon = 0{,}02429$	$\varepsilon = 0{,}07852$	Br = 0,02 Bv = 0,03	0,05

Gesamt-Gallenfarbstoff im Urin: **1,65**

Gesamt-Gallenfarbstoff in 13 Tagen im Stuhl und Urin = **100,35** mg.

Tabelle IX.

Kind Schönitz. Geburtsgewicht 3230 g. Ikterus I.

a) Gallenfarbstoff im Stuhl.

Zeit (Perioden)	Gesamt-Trockenkot g	Zur Bestimmung g	Chloroformmenge ccm	Abgelesene Winkel bei der Wellenlänge I = 538 $\mu\mu$	bei der Wellenlänge II = 493 $\mu\mu$	Schichtdicke cm	Extinktionskoeffizient für die Wellenlänge I	für die Wellenlänge II	Bilirubin (Br) u. Biliverdin (Bv) in untersuchter Kotmenge mg	Gallenfarbstoff (Br + Bv) in unters. Kotmenge Einzelbestimmungen mg	Mittel mg	Gesamt-Gallenfarbstoff in betr. Periode mg
Fötal-Periode	20,5 (Meconium)	1	50	$\alpha_1 = 44^0\,48'$ $\alpha_2 = 39^0$	$\alpha_1 = 53^0\,6'$ $\alpha_2 = 32^0\,6'$	1	$\varepsilon = 0,09860$	$\varepsilon = 0,32699$	Br = 0,51 Bv = 0,52	1,03	1,05	21,93
		1	50	$\alpha_1 = 45^0\,24'$ $\alpha_2 = 38^0\,48'$	$\alpha_1 = 54^0\,30'$ $\alpha_2 = 30^0$	1	$\varepsilon = 0,10079$	$\varepsilon = 0,35094$	Br = 0,54 Bv = 0,53	1,07		
I. Periode: 1.—5. Tag	6,5	1	100	$\alpha_1 = 47^0\,18'$ $\alpha_2 = 37^0\,6'$	$\alpha_1 = 70^0$ $\alpha_2 = 17^0\,18'$	1	$\varepsilon = 0,15698$	$\varepsilon = 0,94552$	Br = 3,68 Bv = 1,68	5,36	5,13	33,85
		1	100	$\alpha_1 = 47^0$ $\alpha_2 = 37^0\,54'$	$\alpha_1 = 68^0\,12'$ $\alpha_2 = 18^0\,24'$	1	$\varepsilon = 0,13909$	$\varepsilon = 0,87597$	Br = 3,43 Bv = 1,46	4,89		
II. Periode: 6.—8. Tag	8,1	1	100	$\alpha_1 = 45^0\,18'$ $\alpha_2 = 38^0\,48'$	$\alpha_1 = 74^0\,12'$ $\alpha_2 = 18^0\,24'$	1	$\varepsilon = 0,09928$	$\varepsilon = 1,17126$	Br = 5,03 Bv = 0,92	5,95	5,95	48,25
		1	100	$\alpha_1 = 45^0\,48'$ $\alpha_2 = 38^0\,30'$	$\alpha_1 = 74^0\,48'$ $\alpha_2 = 14^0\,48'$	1	$\varepsilon = 0,11158$	$\varepsilon = 1,14397$	Br = 4,91 Bv = 1,05	5,95		
III. Periode: 9.—11. Tag	13,45	1	100	$\alpha_1 = 45^0\,30'$ $\alpha_2 = 38^0\,54'$	$\alpha_1 = 74^0\,12'$ $\alpha_2 = 13^0\,12'$	1	$\varepsilon = 0,0993$	$\varepsilon = 1,172$	Br = 5,03 Bv = 0,92	5,95	5,76	76,27
IV. Periode: 12. u. 13. Tag		1		$\alpha_1 = 46^0$ $\alpha_2 = 38^0\,30'$	$\alpha_1 = 71^0\,6'$ $\alpha_2 = 15^0$	1	$\varepsilon = 0,11455$	$\varepsilon = 1,03745$	Br = 4,43 Bv = 1,14	5,57		

Gesamt-Gallenfarbstoff im Stuhl in 13 Tagen: 158,37

b) Gallenfarbstoff im Urin.

Zeit	Urinmenge ccm	Chloroformmenge ccm	Abgelesene Winkel bei der Wellenlänge I	bei der Wellenlänge II	Schichtdicke cm	Extinktionskoeffizient für die Wellenlänge I	für die Wellenlänge II	Bilirubin (Br) und Biliverdin (Bv) in betreff. Periode mg	Gallenfarbstoff (Br + Bv) in betr. Periode mg
I. Periode: 1.—4. Tag	110	50	$\alpha_1 = 45^0\,6'$ $\alpha_2 = 41^0\,12'$	$\alpha_1 = 48^0\,12'$ $\alpha_2 = 39^0$	2	$\varepsilon = 0,02965$	$\varepsilon = 0,07012$	Br = 0,08 Bv = 0,17	0,25
II. Periode: 5.—8. Tag	260	30	$\alpha_1 = 45^0\,12'$ $\alpha_2 = 41^0$	$\alpha_1 = 48^0\,30'$ $\alpha_2 = 38^0\,48'$	2	$\varepsilon = 0,03187$	$\varepsilon = 0,07396$	Br = 0,05 Bv = 0,10	0,15
III. Periode: 9.—12. Tag	810		quantitativ nicht bestimmbar						+
IV. Periode: 13. und 14. Tag			nicht nachweisbar						—

Gesamt-Gallenfarbstoff im Urin: 0,40

Gesamt-Gallenfarbstoff in 13 Tagen im Stuhl und Urin = **158,77** mg.

Tabelle X.

Kind Engler. Geburtsgewicht 3500 g. Ikterus III.

a) Gallenfarbstoff im Stuhl.

Zeit (Perioden)	Gesamt-Trocken-kot g	Zur Bestim-mung g	Chloro-form-menge ccm	Abgelesene Winkel bei der Wellenlänge I $= 538 \, \mu\mu$	bei der Wellenlänge II $= 493 \, \mu\mu$	Schicht-dicke cm	Extinktionskoeffizient für die Wellen-länge I	für die Wellen-länge II	Bilirubin (Br) u. Biliverdin (Bv) in untersuchter Kotmenge mg	Gallenfarbstoff (Br + Bv) in unters. Kotmenge Einzelbe-stimmungen mg	Mittel mg	Gesamt-Gallenfarb-stoff in betr. Periode mg
Fötal-Periode	16,8 (Meco-nium)	1	50	$\alpha_1 = 49^0 30'$ $\alpha_2 = 36^0 12'$	$\alpha_1 = 55^0 12'$ $\alpha_2 = 29^0 54'$	1	$\varepsilon = 0,20405$	$\varepsilon = 0,39831$	Br = 0,37 Bv = 1,13	1,50	1,52	25,54
		1	50	$\alpha_1 = 48^0 6'$ $\alpha_2 = 35^0 48'$	$\alpha_1 = 54^0 48'$ $\alpha_2 = 28^0 42'$	1	$\varepsilon = 0,18902$	$\varepsilon = 0,41318$	Br = 0,42 Bv = 1,11	1,53		
I. Periode 1.—5. Tag	19,1	1	50	$\alpha_1 = 44^0 30'$ $\alpha_2 = 40^0 12'$	$\alpha_1 = 60^0 6$ $\alpha_2 = 25^0 36'$	1	$\varepsilon = 0,06553$	$\varepsilon = 0,55987$	Br = 1,17 Bv = 0,33	1,5	1,51	28,84
		1	50	$\alpha_1 = 44^0 42'$ $\alpha_2 = 41^0 12'$	$\alpha_1 = 53^0 12'$ $\alpha_2 = 23^0 48'$	1	$\varepsilon = 0,05323$	$\varepsilon = 0.58918$	Br = 1,27 Bv = 0,25	1,52		
II. Periode 6.—8. Tag	15,2	1	60	$\alpha_1 = 42^0 54'$ $\alpha_2 = 41^0 42'$	$\alpha_1 = 58^0 30'$ $\alpha_2 = 26' 54'$	1	$\varepsilon = 0,02006$	$\varepsilon = 0,50739$	Br = 1,43 Bv = 0,80	2,23	2,48	37,69
		1	60	$\alpha_1 = 42^0 48'$ $\alpha_2 = 41^0$	$\alpha_1 = 58^0 30'$ $\alpha_2 = 25^0 48'$	1	$\varepsilon = 0,02746$	$\varepsilon = 0,53836$	Br = 1,51 Bv = 1,22	2,73		
III. Periode 9.—11. Tag	18,65	1	100	$\alpha_1 = 43^0$ $\alpha_2 = 41^0 36'$	$\alpha_1 = 50^0$ $\alpha_2 = 35^0 30'$	1	$\varepsilon = 0,02132$	$\varepsilon = 0,22292$	Br = 0,96 Bv = 0,19	1,15	1,17	21,87
		1	100	$\alpha_1 = 43^0 12'$ $\alpha_2 = 41^0 30'$	$\alpha_1 = 50^0 12'$ $\alpha_2 = 35^0 54'$	1	$\varepsilon = 0,02588$	$\varepsilon = 0,21960$	Br = 0,92 Bv = 0,26	1,18		
IV. Periode 11. u. 12. Tag	13,15	1	100	$\alpha_1 = 44^0 30'$ $\alpha_2 = 39^0$	$\alpha_1 = 63^0 6'$ $\alpha_2 = 22^0$	1	$\varepsilon = 0,08405$	$\varepsilon = 0,68830$	Br = 2,87 Bv = 0,84	3,71	3,69	48,52
		1	100	$\alpha_1 = 45^0 6'$ $\alpha_2 = 38^0 42'$	$\alpha_1 = 62^0 24'$ $\alpha_2 = 22^0 30'$	1	$\varepsilon = 0,09781$	$\varepsilon = 0,66445$	Br = 2,65 Bv = 1,01	3,66		

Gesamt-Gallenfarbstoff im Stuhl in 13 Tagen: **136,92**

b) Gallenfarbstoff im Urin.

Zeit	Urin-menge ccm	Chloro-form-menge ccm	Abgelesene Winkel bei der Wellen-länge I	bei der Wellen-länge II	Schicht-dicke cm	Extinktionskoeffizient für die Wellen-länge I	für die Wellen-länge II	Bilirubin (Br) und Biliverdin (Bv) in betr. Periode mg	Gallenfarbstoff (Br + Bv) in betr. Periode mg
I. Periode 1.—4. Tag	185	50	$\alpha_1 = 47^0 6'$ $\alpha_2 = 40^0 12'$	$\alpha_1 = 50^0 30'$ $\alpha_2 = 37^0$	2	$\varepsilon = 0,05249$	$\varepsilon = 0,10339$	Br = 0,10 Bv = 0,28	0,38
II. Periode 5.—8. Tag	1050	25	$\alpha_1 = 48^0 36'$ $\alpha_2 = 38^0 24'$	$\alpha_1 = 53^0 36'$ $\alpha_2 = 32^0 48'$	2	$\varepsilon = 0,07784$	$\varepsilon = 0,16159$	Br = 0,07 Bv = 0,23	0,30
III. Periode 9.—12. Tag	1270	41	$\alpha_1 = 47^0$ $\alpha_2 = 39^0 48'$	$\alpha_1 = 50^0 36'$ $\alpha_2 = 36^0 48'$	2	$\varepsilon = 0,05485$	$\varepsilon = 0,10574$	Br = 0,08 Bv = 0,24	0,32
IV. Periode 13. und 14. Tag	585	15	$\alpha_1 = 48^0 6'$ $\alpha_2 = 38^0$	$\alpha_1 = 51^0 36'$ $\alpha_2 = 35^0 54'$	2	$\varepsilon = 0,07714$	$\varepsilon = 0,12064$	Br = 0,02 Bv = 0,13	0,15

Gesamt-Gallenfarbstoffe im Urin: **1,15**

Gesamt-Gallenfarbstoff in 13 Tagen im Stuhl und Urin = **138.07** mg.

Tabelle XI.

Kind Muth, Werner. Frühgeburt. Geburtsgewicht 1740 g. Ikterus IV.

a) Gallenfarbstoff im Stuhl:

Zeit (Perioden)	Gesamt-trocken-kot, ent-fettet g	Zur Bestim-mung g	Chloro-form-menge ccm	Abgelesene Winkel bei Wellen-länge I = 538 $\mu\mu$	bei Wellen-länge II = 493 $\mu\mu$	Schicht-dicke cm	Extinktionskoeffizient für die Wellen-länge I	für die Wellen-länge II	Bilirubin (Br) u. Bilverdin (Bv) in untersuchter Kotmenge mg	Gallenfarbstoff (Br + Bv) in unters. Kotmenge Einzelbe-stimmungen mg	Mittel mg	Gesamt-Gallenfarb-stoff in betr. Periode mg
Fötal-Periode	2,05 (Meconium)	1	50	$\alpha_1 = 56^0\,12'$ $\alpha_2 = 35^0\,48'$	$\alpha_1 = 60^0\,12'$ $\alpha_2 = 30^0\,18'$	1	$\varepsilon = 0,31622$	$\varepsilon = 0,4754$	Br = 0,19 Bv = 1,83	2,02	1,89	3,87
		1	50	$\alpha_1 = 55^0\,6'$ $\alpha_2 = 36^0\,30'$	$\alpha_1 = 60^0$ $\alpha_2 = 32^0\,6'$	1	$\varepsilon = 0,28718$	$\varepsilon = 0,44109$	Br = 0,19 Bv = 1,58	1,77		
I. Periode: 1.—6. Tag	—	1	100	$\alpha_1 = 46^0\,12'$ $\alpha_2 = 44^0\,12'$	$\alpha_1 = 60^0$ $\alpha_2 = 32^0\,18'$	1	$\varepsilon = 0,03033$	$\varepsilon = 0,43774$	Br = 2,0 Bv = 0,26	2,26	—	—
II. Periode 7.—9. Tag	4,8	1	100	$\alpha_1 = 48^0\,36'$ $\alpha_2 = 43^0\,36'$	$\alpha_1 = 69^0\,24'$ $\alpha_2 = 22^0\,18'$	1	$\varepsilon = 0,07595$	$\varepsilon = 0,81204$	Br = 3,51 Bv = 0,72	4,23	4,25	20,40
		1	100	$\alpha_1 = 48^0\,18'$ $\alpha_2 = 42^0\,30'$	$\alpha_1 = 68^0\,48'$ $\alpha_2 = 23^0\,24'$	1	$\varepsilon = 0,09809$	$\varepsilon = 0,77508$	Br = 3,26 Bv = 1,01	4,27		
III. Periode: 10.—12. Tag	7,9	1	80	$\alpha_1 = 49^0\,18'$ $\alpha_2 = 43^0\,6'$	$\alpha_1 = 69^0\,18'$ $\alpha_2 = 23^0\,54'$	1	$\varepsilon = 0,09425$	$\varepsilon = 0,77612$	Br = 2,64 Bv = 0,81	3,45	3,58	28,29
		1	80	$\alpha_1 = 48^0\,42'$ $\alpha_2 = 43^0\,30'$	$\alpha_1 = 68^0\,30'$ $\alpha_2 = 22^0\,6'$	1	$\varepsilon = 0,07900$	$\varepsilon = 0,79824$	Br = 3,11 Bv = 0,60	3,71		
IV. Periode: 13.—15. Tag	9,5	1	80	$\alpha_1 = 48^0$ $\alpha_2 = 44^0\,12'$	$\alpha_1 = 64^0\,12'$ $\alpha_2 = 29^0\,30'$	1	$\varepsilon = 0,05769$	$\varepsilon = 0,56304$	Br = 1,94 Bv = 0,47	2,41	2,42	22,99
		1	80	$\alpha_1 = 47^0\,42'$ $\alpha_2 = 44^0\,6'$	$\alpha_1 = 65^0\,1'$ $\alpha_2 = 29^0\,24'$	1	$\varepsilon = 0,05617$	$\varepsilon = 0,58221$	Br = 1,99 Bv = 0,43	2,42		
V. Periode: 16.—18. Tag	9,2	1	80	$\alpha_1 = 48^0\,6'$ $\alpha_2 = 44^0$	$\alpha_1 = 64^0$ $\alpha_2 = 29^0\,48'$	1	$\varepsilon = 0,06225$	$\varepsilon = 0,55389$	Br = 1,86 Bv = 0,49	2,35	2,30	21,16
		1	80	$\alpha_1 = 48^0\,18'$ $\alpha_2 = 44^0\,12'$	$\alpha_1 = 63^0\,42'$ $\alpha_2 = 30^0\,36'$	1	$\varepsilon = 0,05469$	$\varepsilon = 0,53419$	Br = 1,81 Bv = 0,43	2,24		
VI. Periode: 19.—21. Tag	11,75	1	80	$\alpha_1 = 47^0\,6'$ $\alpha_2 = 44^0$	$\alpha_1 = 61^0\,12'$ $\alpha_2 = 32^0\,30'$	1	$\varepsilon = 0,04854$	$\varepsilon = 0,45924$	Br = 1,60 Bv = 0,40	2,0	1,96	23,03
		1	80	$\alpha_1 = 47^0\,18'$ $\alpha_2 = 44^0\,42'$	$\alpha_1 = 60^0\,36'$ $\alpha_2 = 31^0\,54'$	1	$\varepsilon = 0,03945$	$\varepsilon = 0,45533$	Br = 1,61 Bv = 0,30	1,91		
VII. Periode: 43.—45. Tag	11,2	1	50	$\alpha_1 = 47^0\,48'$ $\alpha_2 = 41^0\,24'$	$\alpha_1 = 65^0\,36'$ $\alpha_2 = 25^0$	1	$\varepsilon = 0,09724$	$\varepsilon = 0,67464$	Br = 1,35 Bv = 0,50	1,85	1,84	20,61
		1	50	$\alpha_1 = 47^0\,18'$ $\alpha_2 = 40^0\,12'$	$\alpha_1 = 64^0\,36'$ $\alpha_2 = 25^0\,24'$	1	$\varepsilon = 0,10878$	$\varepsilon = 0,64692$	Br = 1,24 Bv = 0,58	1,82		

b) Gallenfarbstoff im Urin.

Quantitatives Sammeln des Urins wegen Ödems unmöglich! Bilirubin in einzelnen Portionen von 50—100 ccm in Form von Körnchen vom 2.—15. Lebenstage nachzuweisen!

Tabelle XII.

Gallenfarbstoffausscheidung im Stuhl in 12 Tagen bei 2—3 Monate alten Säuglingen.

a) Kind Busse. Gewicht 4700 g. Alter 8 Wochen.

Zeit (Periode)	Gesamt-Trocken-kot	Zur Bestim-mung	Chloro-form-menge	Abgelesene Winkel		Schichtdicke	Extinktionskoeffizient		Bilirubin (Br) u. Biliverdin (Bv) in untersuchter Kotmenge	Gallenfarbstoff (Br+Bv) in unters. Kotmenge		Gesamt-Gallenfarb-stoff in betreffender Periode
				bei der Wellenlänge I $= 538\ \mu\mu$	bei der Wellenlänge II $= 493\ \mu\mu$		für die Wellen-länge I	für die Wellen-länge II		Einzelbe-stimmungen	Mittel	
	g	g	ccm			cm			mg	mg	mg	mg
12 Tage	73,5	1	50	$\alpha_1 = 46^0\,6'$ $\alpha_2 = 41^0\,30'$	$\alpha_1 = 60^0\,12'$ $\alpha_2 = 27^0\,6'$	1	$\varepsilon = 0{,}06987$	$\varepsilon = 0{,}58303$	Br = 1,08 Bv = 0,34	1,42	1,46	107,31
		1	50	$\alpha_1 = 45^0\,48'$ $\alpha_2 = 40^0\,48'$	$\alpha_1 = 60^0\,24'$ $\alpha_2 = 26^0\,36'$	1	$\varepsilon = 0{,}07603$	$\varepsilon = 0{,}54596$	Br = 1,10 Bv = 0,39	1,49		

b) Kind Michler. Gewicht 4680 g. Alter $2^3/_4$ Monaten.

Zeit (Periode)	Gesamt-Trocken-kot	Zur Bestim-mung	Chloro-form-menge	Abgelesene Winkel		Schichtdicke	Extinktionskoeffizient		Bilirubin (Br) u. Biliverdin (Bv) in untersuchter Kotmenge	Gallenfarbstoff (Br+Bv) in unters. Kotmenge		Gesamt-Gallenfarb-stoff in betreffender Periode
12 Tage	Entfettet 53,1	1	50	$\alpha_1 = 49^0\,6'$ $\alpha_2 = 38^0\,42'$	$\alpha_1 = 64^0\,36'$ $\alpha_2 = 24^0\,12'$	1	$\varepsilon = 0{,}15866$	$\varepsilon = 0{,}67081$	Br = 1,15 Bv = 0,87	2,02	2,09	111,0
		1	50	$\alpha_1 = 48^0\,36'$ $\alpha_2 = 38^0\,6'$	$\alpha_1 = 66^0\,18'$ $\alpha_2 = 22^0\,48'$	1	$\varepsilon = 0{,}16035$	$\varepsilon = 0{,}73395$	Br = 1,30 Bv = 0,86	2,16		

Serie B. Gallenfarbstoff im Blute.

Tabelle I. Föten.

1. Foetus. 8 Monate. Totgeborenes Kind. Gewicht 2080 g. Länge 43 cm.

Alter bei der Blutentnahme	Ikterus	Blut entnommen ccm	Chloroformmenge ccm	Abgelesene Winkel bei der Wellenlänge I $= 538\,\mu\mu$	bei der Wellenlänge II $= 493\,\mu\mu$	Schichtdicke cm	Extinktionskoeffizient für die Wellenlänge I	für die Wellenlänge II	Bilirubin (Br) u. Biliverdin (Bv) in untersuchter Blutmenge $g \times 10^{-5}$	Gallenfarbstoff (Br + Bv), in untersuchter Blutmenge $g \times 10^{-5}$	Gallenfarbstoff in 100 ccm Blut $g \times 10^{-5}$
Blut aus dem Herzen und größeren Gefäßen		4,0	2,0	$\alpha_1 = 46^\circ 6'$ $\alpha_2 = 45^\circ$	$\alpha_1 = 51^\circ 18'$ $\alpha_2 = 41^\circ 12'$	2	$\varepsilon = 0{,}00834$	$\varepsilon = 0{,}07704$	Br = 0,65 Bv = 0,14	0,79	20,0

2. Foetus. 7—8 Monate. Totgeborenes Kind. Gewicht 1940 g. Länge 42 cm.

Alter bei der Blutentnahme	Ikterus	Blut entnommen ccm	Chloroformmenge ccm	bei der Wellenlänge I	bei der Wellenlänge II	Schichtdicke cm	für die Wellenlänge I	für die Wellenlänge II	Bilirubin (Br) u. Biliverdin (Bv) $g \times 10^{-5}$	Gallenfarbstoff (Br + Bv) $g \times 10^{-5}$	Gallenfarbstoff in 100 ccm Blut $g \times 10^{-5}$
Blut aus dem Herzen und größeren Gefäßen		6,0	2,0	$\alpha_1 = 46^\circ 18'$ $\alpha_2 = 44^\circ 12'$	$\alpha_1 = 51^\circ 6'$ $\alpha_2 = 40^\circ 18'$	2	$\varepsilon = 0{,}01592$	$\varepsilon = 0{,}081$	Br = 0,61 Bv = 0,32	0,93	15,5

Tabelle II. Zwillinge.

1a. Kind Kledtke, Ellen. Geburtsgewicht 1520 g.

Alter bei der Blutentnahme	Ikterus	Blut entnommen ccm	Chloroformmenge ccm	bei der Wellenlänge I	bei der Wellenlänge II	Schichtdicke cm	für die Wellenlänge I	für die Wellenlänge II	Bilirubin (Br) u. Biliverdin (Bv) $g \times 10^{-5}$	Gallenfarbstoff (Br + Bv) $g \times 10^{-5}$	Gallenfarbstoff in 100 ccm Blut $g \times 10^{-5}$
12 Tage	+	2,0	2,0	$\alpha_1 = 46^\circ 24'$ $\alpha_2 = 41^\circ 12'$	$\alpha_1 = 60^\circ$ $\alpha_2 = 28^\circ 12'$	2	$\varepsilon = 0{,}03950$	$\varepsilon = 0{,}25412$	Br = 1,94 Bv = 0,79	2,73	186,5

1b. Kind Kledtke, Christel. Geburtsgewicht 1500 g.

Alter bei der Blutentnahme	Ikterus	Blut entnommen ccm	Chloroformmenge ccm	bei der Wellenlänge I	bei der Wellenlänge II	Schichtdicke cm	für die Wellenlänge I	für die Wellenlänge II	Bilirubin (Br) u. Biliverdin (Bv) $g \times 10^{-5}$	Gallenfarbstoff (Br + Bv) $g \times 10^{-5}$	Gallenfarbstoff in 100 ccm Blut $g \times 10^{-5}$
12 Tage	+	2,0	2,0	$\alpha_1 = 46^\circ 48'$ $\alpha_2 = 41^\circ 12'$	$\alpha_1 = 51^\circ 18'$ $\alpha_2 = 28^\circ 24'$	2	$\varepsilon = 0{,}04255$	$\varepsilon = 0{,}26434$	Br = 2,05 Bv = 0,54	2,59	129,5

2a. Kind Mürrle, Edith. Geburtsgewicht 2160 g.

Alter bei der Blutentnahme	Ikterus	Blut entnommen ccm	Chloroformmenge ccm	bei der Wellenlänge I	bei der Wellenlänge II	Schichtdicke cm	für die Wellenlänge I	für die Wellenlänge II	Bilirubin (Br) u. Biliverdin (Bv) $g \times 10^{-5}$	Gallenfarbstoff (Br + Bv) $g \times 10^{-5}$	Gallenfarbstoff in 100 ccm Blut $g \times 10^{-5}$
12 Stunden	—	2,0	2,0	$\alpha_1 = 46^\circ 30'$ $\alpha_2 = 44^\circ 18'$	$\alpha_1 = 53^\circ 12'$ $\alpha_2 = 39^\circ 12'$	2	$\varepsilon = 0{,}02655$	$\varepsilon = 0{,}10721$	Br = 0,76 Bv = 0,56	1,32	66,0
14 Tage	+ +	4,0	4,0	$\alpha_1 = 47^\circ 12'$ $\alpha_2 = 45^\circ 36'$	$\alpha_1 = 71^\circ 30'$ $\alpha_2 = 25^\circ 18'$	2	$\varepsilon = 0{,}01669$	$\varepsilon = 0{,}42778$	Br = 7,99 Bv = 0,41	8,40	210,0

2b. Kind Mürrle, Gerda. Geburtsgewicht 1870 g.

Alter bei der Blutentnahme	Ikterus	Blut entnommen ccm	Chloroformmenge ccm	bei der Wellenlänge I	bei der Wellenlänge II	Schichtdicke cm	für die Wellenlänge I	für die Wellenlänge II	Bilirubin (Br) u. Biliverdin (Bv) $g \times 10^{-5}$	Gallenfarbstoff (Br + Bv) $g \times 10^{-5}$	Gallenfarbstoff in 100 ccm Blut $g \times 10^{-5}$
12 Stunden	—	2,0	2,0	$\alpha_1 = 48^\circ 12'$ $\alpha_2 = 43^\circ 30'$	$\alpha_1 = 56^\circ 18'$ $\alpha_2 = 37^\circ 54'$	2	$\varepsilon = 0{,}03456$	$\varepsilon = 0{,}143$	Br = 0,97 Bv = 0,70	1,67	83,5
14 Tage	+ +	4,0	4,0	$\alpha_1 = 47^\circ 24'$ $\alpha_2 = 43^\circ 48'$	$\alpha_1 = 75^\circ 36'$ $\alpha_2 = 16^\circ 48'$	2	$\varepsilon = 0{,}02732$	$\varepsilon = 0{,}55373$	Br = 10,15 Bv = 0,78	10,93	278,25

Tabelle III. Gesunde Erwachsene.

1. Amme Otte. 28 Jahre, gesund.

Alter bei der Blutentnahme	Ikterus	Blut entnommen ccm	Chloroformmenge ccm	bei der Wellenlänge I	bei der Wellenlänge II	Schichtdicke cm	für die Wellenlänge I	für die Wellenlänge II	Bilirubin (Br) u. Biliverdin (Bv) $g \times 10^{-5}$	Gallenfarbstoff (Br + Bv) $g \times 10^{-5}$	Gallenfarbstoff in 100 ccm Blut $g \times 10^{-5}$
26 Tage nach der Entbindung	—	20,2	2,0	$\alpha_1 = 46^\circ 36'$ $\alpha_2 = 44^\circ 30'$	$\alpha_1 = 56^\circ 12'$ $\alpha_2 = 36^\circ 24'$	2	$\varepsilon = 0{,}01593$	$\varepsilon = 0{,}15334$	Br = 1,30 Bv = 0,30	1,60	8,0

2. Hausschwangere Messner. 18 Jahre, gesund.

Chloroform schwach gelb, quantitativ nicht meßbar

Alter bei der Blutentnahme	Ikterus	Blut entnommen ccm	Chloroformmenge ccm	bei der Wellenlänge I	bei der Wellenlänge II	Schichtdicke cm	für die Wellenlänge I	für die Wellenlänge II	Bilirubin (Br) u. Biliverdin (Bv) $g \times 10^{-5}$	Gallenfarbstoff (Br + Bv) $g \times 10^{-5}$	Gallenfarbstoff in 100 ccm Blut $g \times 10^{-5}$
1 Monat vor der Entbind.	—	10,0	2,0						—	—	+

3. Frau Sieler. 25 Jahre; gesund.

quantitativ nicht meßbar

Alter bei der Blutentnahme	Ikterus	Blut entnommen ccm	Chloroformmenge ccm	bei der Wellenlänge I	bei der Wellenlänge II	Schichtdicke cm	für die Wellenlänge I	für die Wellenlänge II	Bilirubin (Br) u. Biliverdin (Bv) $g \times 10^{-5}$	Gallenfarbstoff (Br + Bv) $g \times 10^{-5}$	Gallenfarbstoff in 100 ccm Blut $g \times 10^{-5}$
—	—	12,0	2,0	—	—		—	—	—	—	+

4. Mann. 26 Jahre, gesund.

Alter bei der Blutentnahme	Ikterus	Blut entnommen ccm	Chloroformmenge ccm	bei der Wellenlänge I	bei der Wellenlänge II	Schichtdicke cm	für die Wellenlänge I	für die Wellenlänge II	Bilirubin (Br) u. Biliverdin (Bv) $g \times 10^{-5}$	Gallenfarbstoff (Br + Bv) $g \times 10^{-5}$	Gallenfarbstoff in 100 ccm Blut $g \times 10^{-5}$
—	—	35,0	4,0	$\alpha_1 = 45^\circ$ $\alpha_2 = 44^\circ 24'$	$\alpha_1 = 47^\circ 12'$ $\alpha_2 = 42^\circ 48'$	1	$\varepsilon = 0{,}0910$	$\varepsilon = 0{,}06676$	Br = 1,08 Bv = 0,35	1,43	4,1

Tabelle IV. Systematisch untersuchte ikterische Kinder.

1a. Kind Brandenstein. Geburtsgewicht 3800 g. Ikterus I. Dauer 10 Tage.

Alter bei der Blutentnahme	Ikterus	Blut entnommen ccm	Chloroformmenge ccm	Abgelesene Winkel bei der Wellenlänge I = 538 $\mu\mu$	bei der Wellenlänge II = 493 $\mu\mu$	Schichtdicke cm	Extinktionskoeffizient für die Wellenlänge I	für die Wellenlänge II	Bilirubin (Br) u. Biliverdin (Bv) in untersuchter Blutmenge $g \times 10^{-5}$	Gallenfarbstoff (Br + Bv) in untersuchter Blutmenge $g \times 10^{-5}$	Gallenfarbstoff in 100 ccm Blut $g \times 10^{-5}$
Nabelschnurblut	—	20,0	4,0	$\alpha_1 = 43^0 24'$ $\alpha_2 = 42^0$	$\alpha_1 = 63^0 6'$ $\alpha_2 = 26^0 12'$	2	$\varepsilon = 0{,}01065$	$\varepsilon = 0{,}30135$	Br = 5,62 Bv = 0,27	5,89	34,85
20 Stunden	—	3,0	2,0	$\alpha_1 = 45^0 18'$ $\alpha_2 = 41^0 24'$	$\alpha_1 = 56^0 18'$ $\alpha_2 = 32^0$	2	$\varepsilon = 0{,}02964$	$\varepsilon = 0{,}19007$	Br = 1,49 Bv = 0,62	2,11	70,34
$2^1/_2$ Tage	+	3,0	2	$\alpha_1 = 52^0 6'$ $\alpha_2 = 36^0$	$\alpha_1 = 73^0$ $\alpha_2 = 21^0 6'$	2	$\varepsilon = 0{,}12375$	$\varepsilon = 0{,}47815$	Br = 3,24 Bv = 2,6	5,84	194,67
5 Tage	+	3,0	2	$\alpha_1 = 43^0 6'$ $\alpha_2 = 40^0 36'$	$\alpha_1 = 63^0 12'$ $\alpha_2 = 23^0 24'$	2	$\varepsilon = 0{,}01920$	$\varepsilon = 0{,}33018$	Br = 3,0 Bv = 0,31	3,31	110,33
9 Tage	+ (+)	3,0	2	$\alpha_1 = 46^0 30'$ $\alpha_2 = 41^0 18'$	$\alpha_1 = 70^0 6'$ $\alpha_2 = 19^0 12'$	2	$\varepsilon = 0{,}0395$	$\varepsilon = 0{,}4485$	Br = 3,93 Bv = 0,76	4,69	156,33
12 Tage	(+ ?)	3,0	2	$\alpha_1 = 45^0$ $\alpha_2 = 42^0 48'$	$\alpha_1 = 63^0 18'$ $\alpha_2 = 22^0$	2	$\varepsilon = 0{,}01669$	$\varepsilon = 0{,}34604$	Br = 2,16 Bv = 0,38	2,54	84,67

1b. Mutter Brandenstein. 21 Jahre, gesund.

Alter bei der Blutentnahme	Ikterus	Blut entnommen ccm	Chloroformmenge ccm	Abgelesene Winkel bei der Wellenlänge I = 538 $\mu\mu$	bei der Wellenlänge II = 493 $\mu\mu$	Schichtdicke cm	Extinktionskoeffizient für die Wellenlänge I	für die Wellenlänge II	Bilirubin (Br) u. Biliverdin (Bv) in untersuchter Blutmenge $g \times 10^{-5}$	Gallenfarbstoff (Br + Bv) in untersuchter Blutmenge $g \times 10^{-5}$	Gallenfarbstoff in 100 ccm Blut $g \times 10^{-5}$
Gleich nach der Geburt	—	25,0	2	$\alpha_1 = 44^0$ $\alpha_2 = 41^0 12'$	$\alpha_1 = 52^0 18'$ $\alpha_2 = 36^0$	2	$\varepsilon = 0{,}02101$	$\varepsilon = 0{,}12591$	Br = 0,96 Bv = 0,44	1,4	5,6

2a. Kind Zembrowicz. Geburtsgewicht 3300 g. Ikterus II. Dauer 10 Tage.

Alter bei der Blutentnahme	Ikterus	Blut entnommen ccm	Chloroformmenge ccm	Abgelesene Winkel bei der Wellenlänge I = 538 $\mu\mu$	bei der Wellenlänge II = 493 $\mu\mu$	Schichtdicke cm	Extinktionskoeffizient für die Wellenlänge I	für die Wellenlänge II	Bilirubin (Br) u. Biliverdin (Bv) in untersuchter Blutmenge $g \times 10^{-5}$	Gallenfarbstoff (Br + Bv) in untersuchter Blutmenge $g \times 10^{-5}$	Gallenfarbstoff in 100 ccm Blut $g \times 10^{-5}$
Nabelschnurblut	—	25,0	4,0	$\alpha_1 = 46^0 12'$ $\alpha_2 = 44^0 36'$	$\alpha_1 = 64^0 48'$ $\alpha_2 = 28^0 24'$	2	$\varepsilon = 0{,}01218$	$\varepsilon = 0{,}29722$	Br = 5,62 Bv = 0,34	5,96	23,84
10 Stunden	—	4,0	2,0	$\alpha_1 = 49^0 36'$ $\alpha_2 = 40^0 48'$	$\alpha_1 = 74^0 12'$ $\alpha_2 = 19^0$	2	$\varepsilon = 0{,}06697$	$\varepsilon = 0{,}50565$	Br = 4,18 Bv = 1,34	5,52	138,0
36 Stunden	+ +	4,0	4,0	$\alpha_1 = 49^0$ $\alpha_2 = 42^0 18'$	$\alpha_1 = 72^0 6'$ $\alpha_2 = 21^0 30'$	2	$\varepsilon = 0{,}05092$	$\varepsilon = 0{,}44771$	Br = 7,56 Bv = 1,97	9,53	238,25
5 Tage	+ +	4,0	4,0	$\alpha_1 = 48^0 12'$ $\alpha_2 = 44^0 18'$	$\alpha_1 = 75^0 12'$ $\alpha_2 = 18^0$	2	$\varepsilon = 0{,}02961$	$\varepsilon = 0{,}53314$	Br = 9,72 Bv = 0,99	10,71	267,75
9 Tage	+	4,0	3,0	$\alpha_1 = 45^0 48'$ $\alpha_2 = 43^0 48'$	$\alpha_1 = 64^0 36'$ $\alpha_2 = 26^0 12'$	2	$\varepsilon = 0{,}01517$	$\varepsilon = 0{,}31572$	Br = 4,32 Bv = 0,35	4,67	116,75
11 Tage	—	3,0	2,0	$\alpha_1 = 48^0 6'$ $\alpha_2 = 42^0 6'$	$\alpha_1 = 58^0 48'$ $\alpha_2 = 33^0$	2	$\varepsilon = 0{,}04556$	$\varepsilon = 0{,}20264$	Br = 1,4 Bv = 1,0	2,4	80,0

2b. Mutter Zembrowicz. 18 Jahre, gesund.

Alter bei der Blutentnahme	Ikterus	Blut entnommen ccm	Chloroformmenge ccm	Abgelesene Winkel bei der Wellenlänge I = 538 $\mu\mu$	bei der Wellenlänge II = 493 $\mu\mu$	Schichtdicke cm	Extinktionskoeffizient für die Wellenlänge I	für die Wellenlänge II	Bilirubin (Br) u. Biliverdin (Bv) in untersuchter Blutmenge $g \times 10^{-5}$	Gallenfarbstoff (Br + Bv) in untersuchter Blutmenge $g \times 10^{-5}$	Gallenfarbstoff in 100 ccm Blut $g \times 10^{-5}$
6 Stunden nach der Geburt	—	23,0	2,0	$\alpha_1 = 46^0 48'$ $\alpha_2 = 42^0$	$\alpha_1 = 50^0$ $\alpha_2 = 38^0 24'$	2	$\varepsilon = 0{,}03644$	$\varepsilon = 0{,}08857$	Br = 0,43 Bv = 0,81	1,24	5,37

Tabelle V. Systematisch untersuchtes ikterisches Kind.

Kind Bohmke. Geburtsgewicht 3250 g. Ikterus II. Dauer 12 Tage.

Alter bei der Blutentnahme	Ikterus	Blut entnommen ccm	Chloroform-menge ccm	Abgelesene Winkel bei der Wellenlänge I $= 538\ \mu\mu$	bei der Wellenlänge II $= 498\ \mu\mu$	Schichtdicke cm	Extinktionskoffizient für die Wellenlänge I	für die Wellenlänge II	Bilirubin (Br) u. Biliverdin (Bv) im untersuchten Blute in $g \times 10^{-5}$	Gallenfarbstoff (Br + Bv) im untersuchten Blute in $g \times 10^{-5}$	Gallenfarbstoff in 100 ccm Blut in $g \times 10^{-5}$
0 (Nabelschnurblut)	—	25,0	3,0	$\alpha_1 = 46^0\,24'$ $\alpha_2 = 44^0\,24'$	$\alpha_1 = 46^0\,18'$ $\alpha_2 = 23^0\,30'$	2	$\varepsilon = 0,01517$	$\varepsilon = 0,35964$	Br = 5,02 Bv = 0,31	5,33	21,3
8 Stunden	—	4,0	2,0	$\alpha_1 = 47^0$ $\alpha_2 = 43^0\,48'$	$\alpha_1 = 64^0\,48'$ $\alpha_2 = 27^0\,12'$	2	$\varepsilon = 0,02477$	$\varepsilon = 0,30824$	Br = 2,7 Bv = 0,55	3,25	81,25
32 Stunden	+ +	4,0	4,0	$\alpha_1 = 47^0\,12'$ $\alpha_2 = 44^0\,36'$	$\alpha_1 = 65^0\,6'$ $\alpha_2 = 28^0$	2	$\varepsilon = 0,01972$	$\varepsilon = 0,31389$	Br = 5,68 Bv = 0,69	6,37	159,25
3 Tage	+ +	4,0	4,0	$\alpha_1 = 47^0\,12'$ $\alpha_2 = 44^0\,12'$	$\alpha_1 = 65^0\,48'$ $\alpha_2 = 26^0$	2	$\varepsilon = 0,02276$	$\varepsilon = 0,33989$	Br = 6,11 Bv = 0,80	6,91	172,75
$4^1{}_2$ Tage	+ +	4,0	5,0	$\alpha_1 = 46^0\,54'$ $\alpha_2 = 44^0\,24'$	$\alpha_1 = 66^0\,24'$ $\alpha_2 = 25^0$	2	$\varepsilon = 0,01896$	$\varepsilon = 0,34548$	Br = 7,90 Bv = 0,76	8,66	216,5
11 Tage	+ (+)	4,0	2,0	$\alpha_1 = 46^0\,12'$ $\alpha_2 = 42^0\,6'$	$\alpha_1 = 7^0$ $\alpha_2 = 16^0\,24'$	2	$\varepsilon = 0,03112$	$\varepsilon = 0,53685$	Br = 4,92 Bv = 0,50	5,42	135,5

Mutter Bohmke, 24 Jahre, auffallend anämisch, sonst gesund.

Zeit:	Ikterus	Blut entnommen ccm	Chloroform-menge ccm	bei der Wellenlänge I $= 538\ \mu\mu$	bei der Wellenlänge II $= 498\ \mu\mu$	Schichtdicke cm	für die Wellenlänge I	für die Wellenlänge II	Bilirubin (Br) u. Biliverdin (Bv)	Gallenfarbstoff (Br + Bv)	Gallenfarbstoff in 100 ccm Blut
9 Tage vor der Geburt	—	15,0	2,0	$\alpha_1 = 48^0\,6'$ $\alpha_2 = 42^0\,48'$	$\alpha_1 = 52^0\,12'$ $\alpha_2 = 40^0$	2	$\varepsilon = 0,04024$	$\varepsilon = 0,0933$	Br = 0,39 Bv = 0,90	1,29	8,6
5 Minuten nach der Geburt	—	27,0	2,0	$\alpha_1 = 48^0\,12'$ $\alpha_2 = 42^0\,18'$	$\alpha_1 = 54^0$ $\alpha_2 = 38^0\,30'$	2	$\varepsilon = 0,0450$	$\varepsilon = 0,1191$	Br = 0,69 Bv = 1,12	1,81	6,6
8 Tage nach der Geburt	—	20,0	2,0	$\alpha_1 = 47^0\,12'$ $\alpha_2 = 41^0\,30'$	$\alpha_1 = 52^0$ $\alpha_2 = 37^0$	2	$\varepsilon = 0,04329$	$\varepsilon = 0,11504$	Br = 0,59 Bv = 0,96	1,55	7,75

Tabelle VI. Systematisch untersuchtes ikterisches Kind.

Kind Ritter. Geburtsgewicht 3350 g. Ikterus II. Dauer 13 Tage.

Alter bei der Blutentnahme	Ikterus	Blut entnommen ccm	Chloroformmenge ccm	Abgelesene Winkel		Schichtdicke cm	Extinktionskoeffizient		Bilirubin (Br) u. Biliverdin (Bv) in untersuchter Blutmenge in g × 10⁻⁵	Gallenfarbstoff (Br + Bv) in untersuchter Blutmenge in g × 10⁻⁵	Gallenfarbstoff in 100 cm Blut in 9 × 10⁻⁵
				bei der Wellenlänge I = 538 $\mu\mu$	bei der Wellenlänge II = 493 $\mu\mu$		für die Wellenlänge I	für die Wellenlänge II			
0 (Nabelschnurblut)	—	20,0	6,0	$\alpha_1 = 46^0\,48'$ $\alpha_2 = 44^0\,12'$	$\alpha_1 = 69^0$ $\alpha_2 = 23^0\,48'$	2	$\varepsilon = 0,1972$	$\varepsilon = 0,38567$	Br = 10,56 Bv = 0,93	11,49	57,45
3 Stunden	—	3,4	2,0	$\alpha_1 = 46^0\,48'$ $\alpha_2 = 44^0$	$\alpha_1 = 58^0\,18'$ $\alpha_2 = 34^0\,6'$	2	$\varepsilon = 0,02136$	$\varepsilon = 0,18933$	Br = 1,6 Bv = 0,4	2,0	58,5
23 Stunden	—	3,7	2,2	$\alpha_1 = 47^0\,12'$ $\alpha_2 = 44^0\,24'$	$\alpha_1 = 64^0\,30'$ $\alpha_2 = 28^0\,42'$	2	$\varepsilon = 0,02124$	$\varepsilon = 0,29157$	Br = 2,85 Bv = 0,42	3,27	88,4
40 Stunden	+(+)	3,7	5,0	$\alpha_1 = 46^0\,54'$ $\alpha_2 = 44^0\,42'$	$\alpha_1 = 64^0\,18'$ $\alpha_2 = 29^0\,12'$	2	$\varepsilon = 0,01668$	$\varepsilon = 0,28515$	Br = 6,48 Bv = 0,69	7,17	193,7
4 Tage	+ +	4,0	5,0	$\alpha_1 = 47^0\,12'$ $\alpha_2 = 42^0\,48'$	$\alpha_1 = 70^0$ $\alpha_2 = 22^0\,6'$	2	$\varepsilon = 0,03338$	$\varepsilon = 0,41517$	Br = 9,18 Bv = 1,51	10,69	267,25
8 Tage	+(+)	2,0	2,0	$\alpha_1 = 47^0\,30'$ $\alpha_2 = 42^0$	$\alpha_1 = 71^0$ $\alpha_2 = 20^0\,12'$	2	$\varepsilon = 0,04176$	$\varepsilon = 0,44864$	Br = 3,88 Bv = 0,80	4,68	234,0
13 Tage	(+)	2,0	2,0	$\alpha_1 = 46^0\,6'$ $\alpha_2 = 44^0\,6'$	$\alpha_1 = 52^0\,6'$ $\alpha_2 = 37^0$	2	$\varepsilon = 0,01516$	$\varepsilon = 0,11582$	Br = 0,95 Bv = 0,30	1,25	62,5

Mutter Ritter, 23 Jahre, gesund.

Zeit der Blutentnahme	Ikterus	Blut entnommen ccm	Chloroformmenge ccm	Abgelesene Winkel		Schichtdicke cm	Extinktionskoeffizient		Bilirubin (Br) u. Biliverdin (Bv) in untersuchter Blutmenge in g × 10⁻⁵	Gallenfarbstoff (Br + Bv) in untersuchter Blutmenge in g × 10⁻⁵	Gallenfarbstoff in 100 cm Blut in 9 × 10⁻⁵
Während der Geburt	—	25,0	2,0	$\alpha_1 = 46^0\,18'$ $\alpha_2 = 44^0\,12'$	$\alpha_1 = 51^0$ $\alpha_2 = 40^0\,18'$	2	$\varepsilon = 0,01592$	$\varepsilon = 0,0816$	Br = 0,61 Bv = 0,33	0,94	3,76

Tabelle VII. Systematisch untersuchte ikterische Kinder.

1. Kind Sieler. Geburtsgewicht 3300 g. Ikterus III. Dauer 9 Tage.

Alter bei der Blutentnahme	Ikterus	Blut entnommen ccm	Chloroformmenge ccm	Abgelesene Winkel bei der Wellenlänge I $= 538\ \mu\mu$	bei der Wellenlänge II $= 493\ \mu\mu$	Schichtdicke cm	Extinktionskoeffizient bei der Wellenlänge I	bei der Wellenlänge II	Bilirubin (Br) u. Biliverdin (Bv) in unters. Blutmenge $g \times 10^{-5}$	Gallenfarbstoff im (Br + Bv) unters. Blute $g \times 10^{-5}$	Gallenfarbstoff in 100 ccm Blut $g \times 10^{-5}$
Nabelschnurblut	—	20	4,0	$\alpha_1 = 45^0\,30'$ $\alpha_2 = 43^0\,54'$	$\alpha_1 = 59^0\,18'$ $\alpha_2 = 32^0\,6'$	2	$\varepsilon = 0{,}01213$	$\varepsilon = 0{,}21446$	Br = 3,89 Bv = 0,39	4,28	21,4
7 Stunden	—	4,0	2,0	$\alpha_1 = 45^0\,12'$ $\alpha_2 = 44^0$	$\alpha_1 = 54^0\,30'$ $\alpha_2 = 36^0\,30'$	2	$\varepsilon = 0{,}0091$	$\varepsilon = 0{,}13876$	Br = 1,80 Bv = 0,15	1,45	36,25
30 Stunden	+ +	4,0	2,1	$\alpha_1 = 48^0\,12'$ $\alpha_2 = 42^0\,54'$	$\alpha_1 = 77^0\,24'$ $\alpha_2 = 14^0$	2	$\varepsilon = 0{,}04011$	$\varepsilon = 0{,}6240$	Br = 5,72 Bv = 0,65	6,37	159,25
4 Tage	+ + +	4,0	4,0	$\alpha_1 = 47^0\,24'$ $\alpha_2 = 43^0\,12'$	$\alpha_1 = 77^0\,54'$ $\alpha_2 = 13^0\,48'$	2	$\varepsilon = 0{,}03187$	$\varepsilon = 0{,}63927$	Br = 14,35 Bv = 0,87	15,72	393,0
8 Tage	+	3,7	4,3	$\alpha_1 = 47^0\,18'$ $\alpha_2 = 44^0\,36'$	$\alpha_1 = 60^0\,24'$ $\alpha_2 = 33^0\,6'$	2	$\varepsilon = 0{,}02048$	$\varepsilon = 0{,}21571$	Br = 4,18 Bv = 0,82	5,0	135,1

2. Kind Schlein. Geburtsgewicht 3340 g. Ikterus III, prolongatus, Dauer 21 Tage.

Alter bei der Blutentnahme	Ikterus	Blut entnommen ccm	Chloroformmenge ccm	Abgelesene Winkel bei der Wellenlänge I	bei der Wellenlänge II	Schichtdicke cm	Extinktionskoeffizient bei der Wellenlänge I	bei der Wellenlänge II	Bilirubin (Br) u. Biliverdin (Bv) in unters. Blutmenge	Gallenfarbstoff im (Br + Bv) unters. Blute	Gallenfarbstoff in 100 ccm Blut
Nabelschnurblut	—	13,0	2,5	$\alpha_1 = 48^0$ $\alpha_2 = 43^0\,30'$	$\alpha_1 = 64^0\,12'$ $\alpha_2 = 29^0\,30'$	2	$\varepsilon = 0{,}03416$	$\varepsilon = 0{,}28152$	Br = 2,84 Bv = 0,77	3,61	27,8
18 Stunden	—	4,0	2,5	$\alpha_1 = 47^0\,30'$ $\alpha_2 = 43^0\,30'$	$\alpha_1 = 67^0\,12'$ $\alpha_2 = 28^0\,6'$	2	$\varepsilon = 0{,}03035$	$\varepsilon = 0{,}32444$	Br = 3,40 Bv = 0,68	4,08	102,0
4 Tage	+ + +	4,0	3,0	$\alpha_1 = 48^0\,42'$ $\alpha_2 = 42^0\,36'$	$\alpha_1 = 78^0\,6'$ $\alpha_2 = 13^0\,2'$	2	$\varepsilon = 0{,}04634$	$\varepsilon = 0{,}64964$	Br = 8,75 Bv = 1,16	9,91	267,75
9 Tage	+ + + (+)	4,0	5,0	$\alpha_1 = 47^0\,6'$ $\alpha_2 = 45^0\,6'$	$\alpha_1 = 79^0$ $\alpha_2 = 12^0\,18'$	2	$\varepsilon = 0{,}01517$	$\varepsilon = 0{,}68641$	Br = 16,47 Bv = 0,18	16,65	416,25

3. Kind Kalinowski. Geburtsgewicht 3200 g. Ikterus II, Dauer 8 Tage.

Alter bei der Blutentnahme	Ikterus	Blut entnommen ccm	Chloroformmenge ccm	Abgelesene Winkel bei der Wellenlänge I	bei der Wellenlänge II	Schichtdicke cm	Extinktionskoeffizient bei der Wellenlänge I	bei der Wellenlänge II	Bilirubin (Br) u. Biliverdin (Bv) in unters. Blutmenge	Gallenfarbstoff im (Br + Bv) unters. Blute	Gallenfarbstoff in 100 ccm Blut
Nabelschnurblut	—	10,0	3,0	$\alpha_1 = 47^0\,6'$ $\alpha_2 = 45^0\,18'$	$\alpha_1 = 52^0$ $\alpha_2 = 41^0\,6'$	1	$\varepsilon = 0{,}02731$	$\varepsilon = 0{,}16650$	Br = 1,94 Bv = 0,81	2,75	27,5
3 Tage	+ +	3,0	3,0	$\alpha_1 = 46^0\,12'$ $\alpha_2 = 45^0\,12'$	$\alpha_1 = 57^0\,30'$ $\alpha_2 = 35^0$	1	$\varepsilon = 0{,}01517$	$\varepsilon = 0{,}35058$	Br = 4,86 Bv = 0,30	5,16	172,0
7 Tage	+ +	4,0	3,0	$\alpha_1 = 48^0\,30'$ $\alpha_2 = 41^0\,48'$	$\alpha_1 = 74^0\,6'$ $\alpha_2 = 14^0\,12'$	2	$\varepsilon = 0{,}0509$	$\varepsilon = 0{,}57109$	Br = 7,45 Bv = 1,34	8,79	219,75

4. Kind Grubert. Geburtsgewicht 3550 g. Ikterus III, Dauer 9 Tage.

Alter bei der Blutentnahme	Ikterus	Blut entnommen ccm	Chloroformmenge ccm	Abgelesene Winkel bei der Wellenlänge I	bei der Wellenlänge II	Schichtdicke cm	Extinktionskoeffizient bei der Wellenlänge I	bei der Wellenlänge II	Bilirubin (Br) u. Biliverdin (Bv) in unters. Blutmenge	Gallenfarbstoff im (Br + Bv) unters. Blute	Gallenfarbstoff in 100 ccm Blut
Nabelschnurblut	—	13,0	4,0	$\alpha_1 = 46^0\,48'$ $\alpha_2 = 45^0\,6'$	$\alpha_1 = 52^0\,6'$ $\alpha_2 = 40^0\,48'$	1	$\varepsilon = 0{,}01819$	$\varepsilon = 0{,}17265$	Br = 2,89 Bv = 0,68	3,57	27,4
2 Tage	+ !	4,0	4,0	$\alpha_1 = 46^0\,12'$ $\alpha_2 = 45^0$	$\alpha_1 = 51^0\,48'$ $\alpha_2 = 41^0\,6'$	1	$\varepsilon = 0{,}01820$	$\varepsilon = 0{,}16835$	Br = 2,71 Bv = 0,68	3,89	84,25
5 Tage	+ + +	4,0	4,0	$\alpha_1 = 46^0\,42'$ $\alpha_2 = 44^0\,6'$	$\alpha_1 = 60^0\,12'$ $\alpha_2 = 33^0\,6'$	1	$\varepsilon = 0{,}03944$	$\varepsilon = 0{,}42789$	Br = 9,50 Bv = 1,44	10,94	283,5

Tabelle VIII. Systematisch untersuchtes ikterisches Kind.

1a. Kind Panzer. Geburtsgewicht 2640 g. Ikterus IV. Prolongatus. Dauer 1 Monat.

Alter bei der Blutentnahme	Ikterus	Blut entnommen ccm	Chloroformmenge ccm	Abgelesene Winkel		Schichtdicke cm	Extinktionskoeffizient		Bilirubin (Br) u. Biliverdin (Bv) in der untersuchten Blutmenge in $g \times 10^{-5}$	Gallenfarbstoff (Br + Bv) in der untersuchten Blutmenge in $g \times 10^{-5}$	Gallenfarbstoff in 100 ccm Blut in $g \times 10^{-5}$
				bei der Wellenlänge I $= 538\ \mu\mu$	bei der Wellenlänge II $= 493\ \mu\mu$		für die Wellenlänge I	für die Wellenlänge II			
0 (Nabelschnurblut)	—	20,0	5,0	$\alpha_1 = 47^0$ $\alpha_2 = 44^0\,6'$	$\alpha_1 = 72^0\,18'$ $\alpha_2 = 21^0\,6'$	2	$\varepsilon = 0,02199$	$\varepsilon = 0,45471$	Br = 10,80 Bv = 0,84	11,64	58,2
4 Stunden	(+)	4,0	2,0	$\alpha_1 = 47^0\,48'$ $\alpha_2 = 43^0\,12'$	$\alpha_1 = 62^0\,42'$ $\alpha_2 = 30^0\,6'$	2	$\varepsilon = 0,03492$	$\varepsilon = 0,26202$	Br = 2,16 Bv = 0,71	2,87	71,75
36 Stunden	+ + +	4,0	5,1	$\alpha_1 = 46^0\,48'$ $\alpha_2 = 44^0\,30'$	$\alpha_1 = 73^0\,24'$ $\alpha_2 = 18^0\,36'$	2	$\varepsilon = 0,01745$	$\varepsilon = 0,4993$	Br = 9,79 Bv = 0,54	10,33	258,25
5 Tage	+ + + +	4,0	5,0	$\alpha_1 = 46^0\,24'$ $\alpha_2 = 44^0$	$\alpha_1 = 83^0\,24'$ $\alpha_2 = 9^0$	2	$\varepsilon = 0,01819$	$\varepsilon = 0,86847$	Br = 20,79 Bv = 0,17	20,96	525,0
8 Tage	+ + + +	2,0	5,0	$\alpha_1 = 48^0\,12'$ $\alpha_2 = 41^0$	$\alpha_1 = 75^0\,42'$ $\alpha_2 = 17^0\,12'$	2	$\varepsilon = 0,05473$	$\varepsilon = 0,54962$	Br = 11,88 Bv = 2,67	14,55	727,5
12 Tage	+ + +	2,0	5,0	$\alpha_1 = 45^0\,24'$ $\alpha_2 = 43^0\,18'$	$\alpha_1 = 60^0\,30'$ $\alpha_2 = 30^0\,30'$	2	$\varepsilon = 0,01593$	$\varepsilon = 0,23861$	Br = 5,4 Bv = 0,69	6,09	304,5

1b. Mutter Panzer, 28 Jahre alt. Herzleidend. (Sausendes Geräusch an der Mitralis.)

Zeit:	Ikterus	Blut entnommen ccm	Chloroformmenge ccm	bei der Wellenlänge I	bei der Wellenlänge II	Schichtdicke cm	für die Wellenlänge I	für die Wellenlänge II	Bilirubin/Biliverdin	Gallenfarbstoff (Br + Bv)	Gallenfarbstoff in 100 ccm Blut
30 Minuten nach der Geburt	—	15,0	2,0	$\alpha_1 = 46^0\,42'$ $\alpha_2 = 44^0\,6'$	$\alpha_1 = 54^0\,6'$ $\alpha_2 = 38^0$	2	$\varepsilon = 0,01972$	$\varepsilon = 0,12298$	Br = 0,97 Bv = 0,44	1,41	9,4
9 Tage nach der Geburt	—	25,0	2,0	$\alpha_1 = 47^0\,48'$ $\alpha_2 = 41^0$	$\alpha_1 = 54^0\,24'$ $\alpha_2 = 35^0\,12'$	2	$\varepsilon = 0,05166$	$\varepsilon = 0,14834$	Br = 0,86 Bv = 1,95	1,95	7,8

Tabelle IX. Systematisch untersuchtes ikterisches Kind.

Kind Goebel. Geburtsgewicht 2830 g. Ikterus IV. Dauer 14 Tage.

Alter bei der Blutentnahme	Ikterus	Blut entnommen ccm	Chloroformmenge ccm	Abgelesene Winkel bei der Wellenlänge I = 538 $\mu\mu$	bei der Wellenlänge II = 493 $\mu\mu$	Schichtdicke cm	Extinktionskoeffizient für die Wellenlänge I	für die Wellenlänge II	Bilirubin (Br) u. Biliverdin (Bv) in der untersuchten Blutmenge in $g \times 10^{-5}$	Gallenfarbstoff (Br + Bv) in der untersuchten Blutmenge in $g \times 10^{-5}$	Gallenfarbstoff in 100 ccm Blut in $g \times 10^{-5}$
0 (Nabelschnurblut)	—	24,0	4,0	$\alpha_1 = 47^0\,12'$ $\alpha_2 = 44^0\,24'$	$\alpha_1 = 68^0$ $\alpha_2 = 26^0\,30'$	2	$\varepsilon = 0,02124$	$\varepsilon = 0,34793$	Br = 6,48 Bv = 0,71	7,19	30,0
5 Stunden	—	4,0	2,0	$\alpha_1 = 47^0\,18'$ $\alpha_2 = 44^0\,12'$	$\alpha_1 = 61^0\,12'$ $\alpha_2 = 32^0\,12'$	2	$\varepsilon = 0,02352$	$\varepsilon = 0,23034$	Br = 1,94 Bv = 0,47	2,41	60,25
29 Stunden	+ +	4,0	3,0	$\alpha_1 = 46^0\,42'$ $\alpha_2 = 44^0\,12'$	$\alpha_1 = 65^0\,24'$ $\alpha_2 = 26^0\,12'$	2	$\varepsilon = 0,01808$	$\varepsilon = 0,32364$	Br = 4,38 Bv = 0,45	4,83	120,75
$2^1{}_2$ Tage	+ + +	4,0	6,0	$\alpha_1 = 47^0\,12'$ $\alpha_2 = 45^0$	$\alpha_1 = 73^0\,12'$ $\alpha_2 = 20^0\,30'$	2	$\varepsilon = 0,01669$	$\varepsilon = 0,47418$	Br = 13,32 Bv = 0,62	13,94	348,5
9 Tage	+ + + +	2,0	2,5	$\alpha_1 = 54^0$ $\alpha_2 = 36^0\,42'$	$\alpha_1 = 79^0\,18'$ $\alpha_2 = 12^0\,48'$	2	$\varepsilon = 0,13318$	$\varepsilon = 0,68363$	Br = 7,7 Bv = 3,37	11,07	553,5
12 Tage	+ +	2,0	2,5	$\alpha_1 = 47^0\,24'$ $\alpha_2 = 42^0\,24'$	$\alpha_1 = 59^0\,24'$ $\alpha_2 = 30^0\,30'$	2	$\varepsilon = 0,03795$	$\varepsilon = 0,22899$	Br = 2,30 Bv = 0,96	3,26	163,0

Mutter Goebel, 16 Jahre, gesund.

Zeit:	Ikterus	Blut entnommen ccm	Chloroformmenge ccm	Abgelesene Winkel bei der Wellenlänge I = 538 $\mu\mu$	bei der Wellenlänge II = 493 $\mu\mu$	Schichtdicke cm	Extinktionskoeffizient für die Wellenlänge I	für die Wellenlänge II	Bilirubin (Br) u. Biliverdin (Bv) $g \times 10^{-5}$	Gallenfarbstoff $g \times 10^{-5}$	Gallenfarbstoff in 100 ccm Blut $g \times 10^{-5}$
2 Stunden nach der Geburt	—	23,0	2,0	$\alpha_1 = 49^0\,36'$ $\alpha_2 = 43^0\,6'$	$\alpha_1 = 56^0\,30'$ $\alpha_2 = 36^0$	2	$\varepsilon = 0,04943$	$\varepsilon = 0,15898$	Br = 0,86 Bv = 1,10	1,96	8,5
6 Tage nach der Geburt	—	25,0	2,0	$\alpha_1 = 46^0\,30'$ $\alpha_2 = 43^0$	$\alpha_1 = 50^0\,12'$ $\alpha_2 = 38^0\,24'$	2	$\varepsilon = 0,02655$	$\varepsilon = 0,09011$	Br = 0,67 Bv = 0,60	1,27	5,1

Tabelle X. Systematisch untersuchtes ikterisches Kind mit Cephalhämatom.

Kind Hanft. Geburtsgewicht 3620 g. Ikterus I. Dauer vom 2.—4. Tage.

Alter bei der Blutmenge	Ikterus	Blut entnommen ccm	Chloroformmenge ccm	Abgelesene Winkel bei der Wellenlänge I $= 538\ \mu\mu$	bei der Wellenlänge II $= 493\ \mu\mu$	Schichtdicke cm	Extinktionskoeffizient für die Wellenlänge I	für die Wellenlänge II	Bilirubin (Br) u Biliverdin (Bv) in untersuchter Blutmenge in $g \times 10^{-5}$	Gallenfarbstoff (Br + Bv) in untersuchter Blutmenge in $g \times 10^{-5}$	Gallenfarbstoff in 100 ccm Blut in $g \times 10^{-5}$
0 (Nabelschnurblut)	—	9,0	2,0	$\alpha_1 = 46^0\ 30'$ $\alpha_2 = 44^0$	$\alpha_1 = 66^0\ 30'$ $\alpha_2 = 25^0\ 12'$	2	$\varepsilon = 0{,}01896$	$\varepsilon = 0{,}34454$	Br = 3,14 Bv = 0,31	3,45	38,44
5 Stunden	—	4,0	2,0	$\alpha_1 = 46^0\ 48'$ $\alpha_2 = 42^0\ 54'$	$\alpha_1 = 56^0\ 6'$ $\alpha_2 = 35^0\ 12'$	2	$\varepsilon = 0{,}02959$	$\varepsilon = 0{,}1621$	Br = 1,20 Bv = 0,64	1,84	46,0
29 Stunden	+	4,0	3,0	$\alpha_1 = 47^0\ 36'$ $\alpha_2 = 43^0\ 18'$	$\alpha_1 = 65^0$ $\alpha_2 = 28^0\ 12'$	2	$\varepsilon = 0{,}03263$	$\varepsilon = 0{,}30101$	Br = 3,81 Bv = 1,0	4,81	120,25
9 Tage	—	4,0	2,0	$\alpha_1 = 49^0$ $\alpha_2 = 43^0\ 12'$	$\alpha_1 = 61^0\ 12'$ $\alpha_2 = 31^0\ 36'$	2	$\varepsilon = 0{,}04408$	$\varepsilon = 0{,}2354$	Br = 1,8 Bv = 0,93	2,73	68,25
13 Tage	—	4,0		$\alpha_1 = 48^0$ $\alpha_2 = 43^0\ 30'$	$\alpha_1 = 60^0$ $\alpha_2 = 32^0\ 48'$	2	$\varepsilon = 0{,}03916$	$\varepsilon = 0{,}21469$	Br = 1,56 Bv = 0,85	2,41	60,25

Punktionsflüssigkeit vom Cephalhämatom, das sehr langsam in 5 Wochen resorbiert wurde.

Alter bei der Blutmenge	Ikterus	Blut entnommen ccm	Chloroformmenge ccm	Abgelesene Winkel bei der Wellenlänge I	bei der Wellenlänge II	Schichtdicke cm	Extinktionskoeffizient für die Wellenlänge I	für die Wellenlänge II	Bilirubin (Br) u Biliverdin (Bv)	Gallenfarbstoff (Br + Bv)	Gallenfarbstoff in 100 ccm Blut
2 Tage	+	4,0	2,0	$\alpha_1 = 48^0$ $\alpha_2 = 43^0\ 36'$	$\alpha_1 = 55^0$ $\alpha_2 = 38^0\ 6'$	2	$\varepsilon = 0{,}0334$	$\varepsilon = 0{,}1302$	Br = 0,86 Bv = 0,72	1,58	39,5
20 Tage	—	4,0	2,0	$\alpha_1 = 47^0\ 12'$ $\alpha_2 = 43^0\ 36'$	$\alpha_1 = 54^0\ 48'$ $\alpha_2 = 37^0\ 48'$	2	$\varepsilon = 0{,}13094$	$\varepsilon = 0{,}02731$	Br = 0,92 Bv = 0,48	1,52	38,0

Mutter Hanft. 19 Jahre, gesund.

Zeit:	Ikterus	Blut entnommen ccm	Chloroformmenge ccm	Abgelesene Winkel bei der Wellenlänge I	bei der Wellenlänge II	Schichtdicke cm	Extinktionskoeffizient für die Wellenlänge I	für die Wellenlänge II	Bilirubin (Br) u Biliverdin (Bv)	Gallenfarbstoff (Br + Bv)	Gallenfarbstoff in 100 ccm Blut
1 Stunde nach der Geburt	—	20,0	2,0	$\alpha_1 = 46^0\ 18'$ $\alpha_2 = 43^0\ 30'$	$\alpha_1 = 58^0\ 12'$ $\alpha_2 = 33^0$		$\varepsilon = 0{,}02123$	$\varepsilon = 0{,}19754$	Br = 0,62 Bv = 0,41	1,03	5,15

Tabelle XI. Systematisch untersuchte Kinder mit Ikterus prolongatus.

1. Kind Jelitto. Geburtsgewicht 3030. g. Ikterus prolongatus. Dauer 31 Tage. Gute Zunahme.

Alter bei der Blutentnahme	Ikterus	Blut entnommen ccm	Chloroformmenge ccm	Abgelesene Winkel bei der Wellenlänge I = 538 $\mu\mu$	bei der Wellenlänge II = 493 $\mu\mu$	Schichtdicke cm	Extinktionskoeffizient für die Wellenlänge I	für die Wellenlänge II	Bilirubin (Br) u. Biliverdin (Bv) im untersuchten Blute in g $\times 10^{-5}$	Gallenfarbstoff (Br + Bv) im untersuchten Blute in g $\times 10^{-5}$	Gallenfarbstoff in 100 ccm Blut in g $\times 10^{-5}$
0 (Nabelschnurblut)	—	4,0	2,0	$\alpha_1 = 48^0\,6'$ $\alpha_2 = 43^0\,12'$	$\alpha_1 = 54^0\,36'$ $\alpha_2 = 38^0\,48'$	2	$\varepsilon = 0,03720$	$\varepsilon_2 = 0,12154$	Br = 0,71 Bv = 0,81	1,52	38,0
$2^1/_2$ Tage	+ + +	4,0	4,0	$\alpha_1 = 48^0\,6'$ $\alpha_2 = 44^0$	$\alpha_1 = 73^0\,18'$ $\alpha_2 = 19^0\,6'$	2	$\varepsilon = 0,03^{1\cdot}3$	$\varepsilon = 0,49172$	Br = 8,93 Bv = 1,05	9,98	249,5
7 Tage	+ + + +	4,0	6,0	$\alpha_1 = 47^0\,24'$ $\alpha_2 = 43^0\,18'$	$\alpha_1 = 73^0\,30'$ $\alpha_2 = 19^0\,30'$	2	$\varepsilon = 0,03111$	$\varepsilon = 0,48913$	Br = 13,28 Bv = 1,58	14,86	371,5
17 Tage	+ +	4,0	5,0	$\alpha_1 = 47^0\,24'$ $\alpha_2 = 42^0\,18'$	$\alpha_1 = 59^0\,24'$ $\alpha_2 = 30^0\,30'$	2	$\varepsilon = 0,03795$	$\varepsilon = 0,22899$	Br = 4,6 Bv = 1,92	6,52	163,0
28 Tage	÷	4,0	3,0	$\alpha_1 = 46^0$ $\alpha_2 = 43^0\,48'$	$\alpha_1 = 65^0$ $\alpha_2 = 26^0\,24'$	2	$\varepsilon = 0,01968$	$\varepsilon = 0,31275$	Br = 4,21 Bv = 0,51	4,72	118,0

2. Kind Schramm. Geburtsgewicht 2400 g. Ikterus prolongatus. Dauer 7 Wochen. Gute Zunahme.

Alter bei der Blutentnahme	Ikterus	Blut entnommen ccm	Chloroformmenge ccm	Abgelesene Winkel bei der Wellenlänge I = 538 $\mu\mu$	bei der Wellenlänge II = 493 $\mu\mu$	Schichtdicke cm	Extinktionskoeffizient für die Wellenlänge I	für die Wellenlänge II	Bilirubin (Br) u. Biliverdin (Bv) im untersuchten Blute in g $\times 10^{-5}$	Gallenfarbstoff (Br + Bv) im untersuchten Blute in g $\times 10^{-5}$	Gallenfarbstoff in 100 ccm Blut in g $\times 10^{-5}$
7 Stunden	—	2,0	5,0	$\alpha_1 = 45^0\,12'$ $\alpha_2 = 44^0\,24'$	$\alpha_1 = 47^0\,30'$ $\alpha_2 = 43^0\,6'$	1	$\varepsilon = 0,01213$	$\varepsilon = 0,06677$	Br = 1,35 Bv = 0,60	1,95	87,5
32 Tage	+ +	2,5	6,0	$\alpha_1 = 45^0\,36'$ $\alpha_2 = 44^0\,48'$	$\alpha_1 = 47^0\,48'$ $\alpha_2 = 43^0$	1	$\varepsilon = 0,01313$	$\varepsilon = 0,07282$	Br = 1,68 Bv = 0,80	2,48	124,0

Tabelle XII. Nicht ikterische Kinder.

1. Kind Haase. Geburtsgewicht 3100 g. Nicht ikterisch.

Alter bei der Blutentnahme	Ikterus	Blut entnommen ccm	Chloroformmenge ccm	Abgelesene Winkel bei der Wellenlänge I = 538 $\mu\mu$	bei der Wellenlänge II = 493 $\mu\mu$	Schichtdicke cm	Extinktionskoeffizient für die Wellenlänge I	für die Wellenlänge II	Bilirubin (Br) u. Biliverdin (Bv) in untersuchter Blutmenge in g × 10⁻⁵	Gallenfarbstoff (Br + Bv) in untersuchter Blutmenge in g × 10⁻⁵	Gallenfarbstoff in 100 ccm Blut in g × 10⁻⁵
0 (Nabelschnurblut)	—	13,0	2,0	$\alpha_1 = 46^0\,48'$ $\alpha_2 = 43^0\,36'$	$\alpha_1 = 59^0$ $\alpha_2 = 32^0\,30'$	2	$\varepsilon = 0,02427$	$\varepsilon = 0,20852$	Br = 1,73 Bv = 0,64	2,37	18,3
3 Tage	—	4,0	3,0	$\alpha_1 = 47^0\,12'$ $\alpha_2 = 43'\,6'$	$\alpha_1 = 64^0\,6'$ $\alpha_2 = 28^0$	2	$\varepsilon = 0,0311$	$\varepsilon = 0,29404$	Br = 3,90 Bv = 0,88	4,78	119,5
7 Tage	—	4,0	2,0	$\alpha_1 = 46^0$ $\alpha_2 = 44^0\,12'$	$\alpha_1 = 58^0\,6'$ $\alpha_2 = 33^0\,24'$	2	$\varepsilon = 0,01365$	$\varepsilon = 0,1980$	Br = 0,71 Bv = 0,24	0,95	23,75

2. Kind Baumgarten. Geburtsgewicht 3250 g. Nicht ikterisch.

Alter bei der Blutentnahme	Ikterus	Blut entnommen ccm	Chloroformmenge ccm	Abgelesene Winkel bei der Wellenlänge I	bei der Wellenlänge II	Schichtdicke cm	Extinktionskoeffizient für die Wellenlänge I	für die Wellenlänge II	Bilirubin (Br) u. Biliverdin (Bv)	Gallenfarbstoff (Br + Bv)	Gallenfarbstoff in 100 ccm Blut
0 (Nabelschnurblut)	—	5,0	2,0	$\alpha_1 = 46^0$ $\alpha_2 = 44^0\,48'$	$\alpha_1 = 47^0\,18'$ $\alpha_2 = 43^0$	1	$\varepsilon = 0,01819$	$\varepsilon = 0,06524$	Br = 0,43 Bv = 0,40	0,83	16,6
$2^1{}_2$ Tage	—	4,0	2,0	$\alpha_1 = 46^0\,6'$ $\alpha_2 = 45^0$	$\alpha_1 = 57^0\,6'$ $\alpha_2 = 32^0\,54'$	1	$\varepsilon = 0,01516$	$\varepsilon = 0,37728$	Br = 3,54 Bv = 0,20	3,74	93,5
5 Tage	—	4,0	2,0	$\alpha_1 = 46^0\,18'$ $\alpha_2 = 44^0\,54'$	$\alpha_1 = 51^0\,30'$ $\alpha_2 = 37^0\,36'$	1	$\varepsilon = 0,02123$	$\varepsilon = 0,19735$	Br = 1,73 Bv = 0,41	2,14	53,5

3. Kind Nullmeyer. Geburtsgewicht 3200 g. Nicht ikterisch.

Alter bei der Blutentnahme	Ikterus	Blut entnommen ccm	Chloroformmenge ccm	Abgelesene Winkel bei der Wellenlänge I	bei der Wellenlänge II	Schichtdicke cm	Extinktionskoeffizient für die Wellenlänge I	für die Wellenlänge II	Bilirubin (Br) u. Biliverdin (Bv)	Gallenfarbstoff (Br + Bv)	Gallenfarbstoff in 100 ccm Blut
0 (Nabelschnurblut)	—	22,0	2,0	$\alpha_1 = 44^0\,12'$ $\alpha_2 = 42^0\,42'$	$\alpha_1 = 53^0\,48'$ $\alpha_2 = 39^0\,42'$	1	$\varepsilon = 0,08351$	$\varepsilon = 0,21636$	Br = 1,18 Bv = 1,69	2,87	13,0
4 Tage	+ (?)	2,0	2,0	$\alpha_1 = 47^0\,36'$ $\alpha_2 = 42^0$	$\alpha_1 = 52^0\,36'$ $\alpha_2 = 39^0\,18'$	1	$\varepsilon = 0,08503$	$\varepsilon = 0,203158$	Br = 0,87 Bv = 1,82	2,69	123,0
8 Tage	—	4,0	2,0	$\alpha_1 = 46^0\,42'$ $\alpha_2 = 44^0\,6'$	$\alpha_1 = 56^0\,18'$ $\alpha_2 = 35^0\,12'$	2	$\varepsilon = 0,03944$	$\varepsilon = 0,32748$	Br = 2,80 Bv = 0,77	3,57	89,25

4. Kind Reimann. Geburtsgewicht 3900 g. Nicht ikterisch.

Alter bei der Blutentnahme	Ikterus	Blut entnommen ccm	Chloroformmenge ccm	Abgelesene Winkel bei der Wellenlänge I	bei der Wellenlänge II	Schichtdicke cm	Extinktionskoeffizient für die Wellenlänge I	für die Wellenlänge II	Bilirubin (Br) u. Biliverdin (Bv)	Gallenfarbstoff (Br + Bv)	Gallenfarbstoff in 100 ccm Blut
0 (Nabelschnurblut)	—	15,0	2,0	Chloroform trübe		—	—	—	—	—	—
1 Tag	—	4,0	4,0	$\alpha_1 = 46^0\,6'$ $\alpha_2 = 45^0$	$\alpha_1 = 48'\,12'$ $\alpha_2 = 42^0\,18'$	1	$\varepsilon = 0,01668$	$\varepsilon = 0,08960$	Br = 1,35 Bv = 0,72	2,07	51,8

5. Kind Zobczak. Geburtsgewicht 3350 g. Nicht ikterisch.

Alter bei der Blutentnahme	Ikterus	Blut entnommen ccm	Chloroformmenge ccm	Abgelesene Winkel bei der Wellenlänge I	bei der Wellenlänge II	Schichtdicke cm	Extinktionskoeffizient für die Wellenlänge I	für die Wellenlänge II	Bilirubin (Br) u. Biliverdin (Bv)	Gallenfarbstoff (Br + Bv)	Gallenfarbstoff in 100 ccm Blut
$4^1{}_2$ Tage	—	4,0	2,0	$\alpha_1 = 47^0$ $\alpha_2 = 43^0\,12'$	$\alpha_1 = 56^0\,18'$ $\alpha_2 = 34^0\,12'$	2	$\varepsilon = 0,02883$	$\varepsilon = 0,17184$	Br = 1,33 Bv = 0,61	1,94	48,5

6. Kind Zimmeck. Geburtsgewicht 3500 g. Nicht ikterisch.

Alter bei der Blutentnahme	Ikterus	Blut entnommen ccm	Chloroformmenge ccm	Abgelesene Winkel bei der Wellenlänge I	bei der Wellenlänge II	Schichtdicke cm	Extinktionskoeffizient für die Wellenlänge I	für die Wellenlänge II	Bilirubin (Br) u. Biliverdin (Bv)	Gallenfarbstoff (Br + Bv)	Gallenfarbstoff in 100 ccm Blut
0 (Nabelschnurblut)	—	16,0	2,0	$\alpha_1 = 46^0\,30'$ $\alpha_2 = 45^0\,6'$	$\alpha_1 = 61^0\,18'$ $\alpha_2 = 32^0\,42'$	2	$\varepsilon = 0,01062$	$\varepsilon = 0,22705$	Br = 3,24 Bv = 0,20	3,44	21,5
2 Tage	—	4,0	2,0	$\alpha_1 = 46^0\,36'$ $\alpha_2 = 42^0\,48'$	$\alpha_1 = 61^0\,6'$ $\alpha_2 = 29^0\,18'$	2	$\varepsilon = 0,02883$	$\varepsilon = 0,25447$	Br = 2,14 Bv = 0,60	2,74	68,5
3 Tage	—	4,0	3,0	$\alpha_1 = 48^0\,6'$ $\alpha_2 = 43^0\,36'$	$\alpha_1 = 62^0\,18'$ $\alpha_2 = 30^0\,30'$	2	$\varepsilon = 0,03416$	$\varepsilon = 0,25484$	Br = 3,07 Bv = 0,98	4,05	101,25

Tabelle XIII. Frühgeburten.

1. Frühgeburt Zabinskv. Geburtsgewicht 1200 g. Ikterus prolongatus, Dauer 8 Wochen.

Alter bei der Blutentnahme	Ikterus	Blut entnommen ccm	Chloroform-menge ccm	Abgelesene Winkel bei der Wellenlänge I = 588 $\mu\mu$	bei der Wellenlänge II = 493 $\mu\mu$	Schichtdicke cm	Extinktionskoeffizient für die Wellenlänge I	für die Wellenlänge II	Bilirubin (Br) u. Biliverdin (Bv) in unters. Blutmenge in $g \times 10^{-5}$	Gallenfarbstoff (Br+Bv) in unters. Blutmenge in $g \times 10^{-5}$	Gallenfarbstoff in 100 ccm Blut in $g \times 10^{-5}$
10 Stunden	—	2,0	2,0	$\alpha_1 = 47^\circ 12'$ $\alpha_2 = 44^\circ 6'$	$\alpha_1 = 50^\circ$ $\alpha_2 = 41^\circ 12'$	1	$\varepsilon = 0{,}04703$	$\varepsilon = 0{,}13397$	Br = 0,73 Bv = 1,05	1,78	89,0
9 Tage	+ + + +	2,0	4,0	$\alpha_1 = 47^\circ 24'$ $\alpha_2 = 43^\circ 36'$	$\alpha_1 = 60^\circ$ $\alpha_2 = 32^\circ 18'$	1	$\varepsilon = 0{,}05766$	$\varepsilon = 0{,}43772$	Br = 7,2 Bv = 2,35	9,55	477,5
41 Tage	+ +	4,0	3,0	$\alpha_1 = 57^\circ 42'$ $\alpha_2 = 33^\circ 6'$	$\alpha_1 = 80^\circ 6'$ $\alpha_2 = 12^\circ 6'$	2	$\varepsilon = 0{,}19152$	$\varepsilon = 0{,}71348$	Br = 7,13 Bv = 6,30	13,43	335,75
64 Tage	—	4,0	2,0	$\alpha_1 = 47^\circ 12'$ $\alpha_2 = 44^\circ 36'$	$\alpha_1 = 62^\circ 12'$ $\alpha_2 = 31^\circ 30'$	2	$\varepsilon = 0{,}01985$	$\varepsilon = 0{,}24534$	Br = 2,16 Bv = 0,37	3,53	83,25

2. Frühgeburt Krummeich. Geburtsgewicht 1500 g. Ikterus prolongatus, 4 Wochen lang.

Alter bei der Blutentnahme	Ikterus	Blut entnommen ccm	Chloroform-menge ccm	bei der Wellenlänge I	bei der Wellenlänge II	Schichtdicke cm	Extinktionskoeffizient für die Wellenlänge I	für die Wellenlänge II	Bilirubin (Br) u. Biliverdin (Bv)	(Br+Bv) in unters. Blutmenge	Gallenfarbstoff in 100 ccm Blut
9 Tage	+ + + +	2,0	4,25	$\alpha_1 = 47^\circ 12'$ $\alpha_2 = 44^\circ$	$\alpha_1 = 59^\circ 6'$ $\alpha_2 = 33^\circ 12'$	1	$\varepsilon = 0{,}04854$	$\varepsilon = 0{,}40711$	Br = 7,13 Bv = 2,04	9,17	458,5
32 Tage	—	4,0	2,0	$\alpha_1 = 46^\circ 12'$ $\alpha_2 = 44^\circ 12'$	$\alpha_1 = 55^\circ 30'$ $\alpha_2 = 35^\circ$	2	$\varepsilon = 0{,}01516$	$\varepsilon = 0{,}15882$	Br = 1,4 Bv = 0,28	1,68	42,0

3. Frühgeburt Mirus. Geburtsgewicht 1350 g. Ikterus III, Dauer 20 Tage.

Alter bei der Blutentnahme	Ikterus	Blut entnommen ccm	Chloroform-menge ccm	bei der Wellenlänge I	bei der Wellenlänge II	Schichtdicke cm	Extinktionskoeffizient für die Wellenlänge I	für die Wellenlänge II	Bilirubin (Br) u. Biliverdin (Bv)	(Br+Bv) in unters. Blutmenge	Gallenfarbstoff in 100 ccm Blut
3½ Tage	+ + +	2,5	4,0	$\alpha_1 = 47^\circ 6'$ $\alpha_2 = 43^\circ 36'$	$\alpha_1 = 74^\circ 36'$ $\alpha_2 = 19^\circ 48'$	2	$\varepsilon = 0{,}02655$	$\varepsilon = 0{,}50182$	Br = 8,97 Bv = 0,82	9,79	379,95
		2,5	4,0	$\alpha_1 = 47^\circ 36'$ $\alpha_2 = 44^\circ 6'$	$\alpha_1 = 72^\circ 12'$ $\alpha_2 = 20^\circ 24'$	2	$\varepsilon = 0{,}02656$	$\varepsilon = 0{,}4615$	Br = 8,42 Bv = 0,85	9,27	

4. Frühgeburt Fiorenzano. Geburtsgewicht 1540 g. Ikterus IV, gravis. Exitus am 6. Tage.

Alter bei der Blutentnahme	Ikterus	Blut entnommen ccm	Chloroform-menge ccm	bei der Wellenlänge I	bei der Wellenlänge II	Schichtdicke cm	Extinktionskoeffizient für die Wellenlänge I	für die Wellenlänge II	Bilirubin (Br) u. Biliverdin (Bv)	(Br+Bv) in unters. Blutmenge	Gallenfarbstoff in 100 ccm Blut
3 Tage	+ + + +	2,0	4,0	$\alpha_1 = 47^\circ$ $\alpha_2 = 45^\circ 6'$	$\alpha_1 = 72^\circ 12'$ $\alpha_2 = 21^\circ$	1	$\varepsilon = 0{,}02812$	$\varepsilon = 0{,}90923$	Br = 16,10 Bv = 0,57	16,67	820,0
		2,0	4,0	$\alpha_1 = 47^\circ 30'$ $\alpha_2 = 44^\circ 24'$	$\alpha_1 = 70^\circ 6'$ $\alpha_2 = 20^\circ 18'$	1	$\varepsilon = 0{,}04705$	$\varepsilon = 0{,}87320$	Br = 15,98 Bv = 0,15	16,13	

5. Frühgeburt Lerch. Geburtsgewicht 1760 g. Ikterus II. Dauer 12 Tage, Lues congenita. Exitus 1½ Monate alt.

Alter bei der Blutentnahme	Ikterus	Blut entnommen ccm	Chloroform-menge ccm	bei der Wellenlänge I	bei der Wellenlänge II	Schichtdicke cm	Extinktionskoeffizient für die Wellenlänge I	für die Wellenlänge II	Bilirubin (Br) u. Biliverdin (Bv)	(Br+Bv) in unters. Blutmenge	Gallenfarbstoff in 100 ccm Blut
8 Tage	+ +	2,0	2,5	$\alpha_1 = 46^\circ 18'$ $\alpha_2 = 44^\circ 18'$	$\alpha_1 = 65^\circ 48'$ $\alpha_2 = 28^\circ 18'$	2	$\varepsilon = 0{,}01516$	$\varepsilon = 0{,}30811$	Br = 3,51 Bv = 0,27	3,78	192,5
		2,0	2,5	$\alpha_1 = 46^\circ 36'$ $\alpha_2 = 44^\circ 24'$	$\alpha_1 = 67^\circ 12'$ $\alpha_2 = 28^\circ 36'$	2	$\varepsilon = 0{,}01668$	$\varepsilon = 0{,}3199$	Br = 3,65 Bv = 0,31	3,96	

Tabelle **XIV.** Verschiedenes: Gallenstoffgehalt
Frühgeburten und

Name	Geburts- gewicht g	Alter bei der Blutentnahme	Ikterus bei der Blut- ent- nahme	Blut entnommen ccm	Chloro- form- menge ccm	Abgelesene Winkel bei der Wellen- länge I $= 538\ \mu\mu$	bei der Wellen- länge II $= 493\ \mu\mu$
1. Taggesell	2070	$1^1/_2$ Stunden	—	4,0	2,0	$\alpha_1 = 47^0\ 12'$ $\alpha_2 = 43^0\ 18'$	$\alpha_1 = 65^0\ 36'$ $\alpha_2 = 27^0\ 24'$
2. Görner	1400	7 Wochen	+ ?	4,0	5,0	$\alpha_1 = 46^0\ 6'$ $\alpha_2 = 44^0\ 18'$	$\alpha_1 = 52^0\ 6'$ $\alpha_2 = 38^0\ 12'$
3. Muth, P.	2040	$6^1/_2$ Wochen	—	4,0	4,0	$\alpha_1 = 47^0\ 6'$ $\alpha_2 = 44^0$	$\alpha_1 = 51^0\ 12'$ $\alpha_2 = 41^0\ 36'$
4. Bögel	1380	29 Tage	—	4,0	3,0	$\alpha_1 = 47^0\ 6'$ $\alpha_2 = 44^0\ 48'$	$\alpha_1 = 53^0\ 24'$ $\alpha_2 = 39^0\ 30'$
5. Meyer	1500	15 Tage	+ + +	2,0	3,0	$\alpha_1 = 47^0\ 18'$ $\alpha_2 = 44^0\ 6'$	$\alpha_1 = 66^0\ 36'$ $\alpha_2 = 24^0\ 54'$
6. Nowakowski	3800	6 Tage	—	4,0	2,0	$\alpha_1 = 46^0\ 24'$ $\alpha_2 = 42^0\ 6'$	$\alpha_1 = 52^0\ 18'$ $\alpha_2 = 36^0$
7. Rassulke	3500	11 Tage	+	4,0	3,0	$\alpha_1 = 46^0$ $\alpha_2 = 42^0\ 46'$	$\alpha_1 = 59^0\ 18'$ $\alpha_2 = 31^0$
				4,0 aus Cephal- hämatom	2,0	$\alpha_1 = 46^0\ 36'$ $\alpha_2 = 42^0\ 48'$	$\alpha_1 = 64^0\ 24'$ $\alpha_2 = 26^0$
8. Tittelwitz	3450	5 Tage	+ + +	2,0	3,0	$\alpha_1 = 45^0\ 54'$ $\alpha_2 = 43^0\ 12'$	$\alpha_1 = 66^0\ 48'$ $\alpha_2 = 24^0\ 18'$
				2,0	3,0	$\alpha_1 = 46^0\ 6'$ $\alpha_2 = 43^0\ 12'$	$\alpha_1 = 66^0\ 42'$ $\alpha_2 = 23^0\ 54'$
9. Hoffmann	3240	7 Tage	+ + +	4,0	4,0	$\alpha_1 = 46^0\ 36'$ $\alpha_2 = 44^0\ 30'$	$\alpha_1 = 64^0\ 18'$ $\alpha_2 = 29^0\ 12'$
				1,2 Cysten- flüssigkeit	4,0	$\alpha_1 = 46^0\ 6'$ $\alpha_2 = 45^0$	$\alpha_1 = 52^0\ 36'$ $\alpha_2 = 40^0\ 24'$
10. Minzlaff	3340	Nabelschnur- blut	—	20,0	4,0	$\alpha_1 = 47^0\ 12'$ $\alpha_2 = 43^0\ 30'$	$\alpha_1 = 58^0\ 24'$ $\alpha_2 = 34^0\ 6'$
		15 Stunden	—	4,0	4,0	$\alpha_1 = 46^0$ $\alpha_2 = 45^0\ 12'$	$\alpha_1 = 55^0\ 36'$ $\alpha_2 = 37^0$
11. Hogard	3300	Nabelschnur- blut	—	25,0	4,0	$\alpha_1 = 47^0\ 18'$ $\alpha_2 = 40^0\ 54'$	$\alpha_1 = 68^0\ 6'$ $\alpha_2 = 23^0\ 18'$
		5 Tage		4,0	4,0	$\alpha_1 = 52^0\ 6'$ $\alpha_2 = 37^0\ 30'$	$\alpha_1 = 72^0\ 12'$ $\alpha_2 = 18^0\ 24'$
		10 Tage		2,0	2,0	$\alpha_1 = 48^0\ 12'$ $\alpha_2 = 41^0\ 30'$	$\alpha_1 = 68^0\ 18'$ $\alpha_2 = 24^0\ 24'$
12. Ossakin	3550	Nabelschnur- blut	—	10,0	4,0	$\alpha_1 = 46^0\ 6'$ $\alpha_2 = 45^0\ 30'$	$\alpha_1 = 49^0$ $\alpha_2 = 42^0\ 48'$
		24 Stunden	--	4,0	4,0	$\alpha_1 = 46^0\ 12'$ $\alpha_2 = 45^0\ 18'$	$\alpha_1 = 53^0\ 12'$ $\alpha_2 = 38^0\ 54'$
		4 Tage	+ + +	4,0	4,0	$\alpha_1 = 46^0\ 42'$ $\alpha_2 = 44^0\ 48'$	$\alpha_1 = 61^0\ 12'$ $\alpha_2 = 32^0\ 6'$

des Blutes nach dem Verschwinden des Hautikterus; e. c. ausgetragene Neugeborene.

Schicht-dicke em	Extinktionskoeffizient bei der Wellen-länge I	bei der Wellen-länge II	Bilirubin (Br) u. Biliverdin (Bv) in unters. Blut-menge $g \times 10^{-5}$	Gallenfarbstoff (Br + Bv) in unters. Blut-menge $g \times 10^{-5}$	Gallenfarbstoff in 100 ccm Blut $g \times 10^{-5}$	Bemerkungen
2	$\varepsilon = 0,02954$	$\varepsilon = 0,31435$	Br = 2,59 Bv = 0,54	3,05	76,25	Ikterus prolong., Dauer 30 Tage, gute Gewichts-zunahme
1	$\varepsilon = 0,02729$	$\varepsilon = 0,21382$	Br = 4,32 Bv = 1,47	5,79	145,0	Ikterus prolong., Dauer 7 Wochen
1	$\varepsilon = 0,04702$	$\varepsilon = 0,14639$	Br = 1,73 Bv = 2,0	3,73	93,3	Ikterus III, Dauer 18 Tage
1	$\varepsilon = 0,03489$	$\varepsilon = 0,21311$	Br = 2,43 Bv = 1,04	3,47	86,75	Ikterus III, Dauer 26 Tage
2	$\varepsilon = 0,02428$	$\varepsilon = 0,34854$	Br = 4,70 Bv = 0,55	5,25	262,5	Ikterus sichtbar erst am 10. Tage!
2	$\varepsilon = 0,03264$	$\varepsilon = 0,12531$	Br = 0,82 Bv = 0,72	1,54	38,5	Ikterus I, am 3.—4. Tage, verschwand trotz schwerer Aspirationspneumonie!
2	$\varepsilon = 0,0258$	$\varepsilon = 0,22381$	Br = 2,80 Bv = 0,82	3,62	90,5	Ikterus II, Dauer 10 Tage.
2	$\varepsilon = 0,02883$	$\varepsilon = 0,31569$	Br = 2,70 Bv = 0,55	3,25	81,25	Cephalhämatom 3 Wochen
2	$\varepsilon = 0,02048$	$\varepsilon = 0,35664$	Br = 4,88 Bv = 0,50	5,38	269,5	Ikterus III, Dauer 9 Tage
2	$\varepsilon = 0,02200$	$\varepsilon = 0,35966$	Br = 4,86 Bv = 0,55	5,41		
1	$\varepsilon = 0,03185$	$\varepsilon = 0,57029$	Br = 10,37 Bv = 0,99	11,36	284,0	Faustgroße Kiemengangs-cyste! Punktat ockergelb!
1	$\varepsilon = 0,01668$	$\varepsilon = 0,28663$	Br = 5,18 Bv = 0,53	5,71	471,7	
1	$\varepsilon = 0,05613$	$\varepsilon = 0,37866$	Br = 6,05 Bv = 2,18	8,23	41,2	
1	$\varepsilon = 0,01213$	$\varepsilon = 0,28738$	Br = 5,40 Bv = 0,34	5,74	143,5	Der Hautikterus trat 4 Stunden später auf!
2	$\varepsilon = 0,04864$	$\varepsilon = 0,38082$	Br = 6,26 Bv = 1,89	8,15	32,6	Ikterus III, 12 Tage lang
2	$\varepsilon = 0,11189$	$\varepsilon = 0,48571$	Br = 6,91 Bv = 4,61	11,52	288,0	Vaginalblutung!
2	$\varepsilon = 0,05090$	$\varepsilon = 0,37174$	Br = 3,13 Bv = 0,97	4,10	205,0	Conjunctivalblutung!
1	$\varepsilon = 0,00910$	$\varepsilon = 0,0940$	Br = 1,60 Bv = 0,32	1,92	19,2	Ikterus III, 8 Tage lang
1	$\varepsilon = 0,01865$	$\varepsilon = 0,21922$	Br = 3,90 Bv = 0,12	4,02	100,5	
1	$\varepsilon = 0,02882$	$\varepsilon = 0,46236$	Br = 8,42 Bv = 1,0	9,42	235,5	

Tabelle XV. „Septischer Ikterus."

Frühgeburt Riess. Geburtsgewicht 1800 g. Ikterus prolongatus. Dauer $10\,^1/_2$ Wochen bis zum Exitus an Sepsis.

Alter bei der Blutentnahme	Ikterus	Blut entnommen ccm	Chloroformmenge ccm	Abgelesene Winkel		Schichtdicke cm	Extinktionskoeffizient		Bilirubin (Br) u. Biliverdin (Bv) in der untersuchten Blutmenge in $g \times 10^{-5}$	Gallenfarbstoff (Br + Bv) in der untersuchten Blutmenge in $g \times 10^{-5}$	Gallenfarbstoff in 100 ccm Blut in $g \times 10^{-5}$
				bei der Wellenlänge I = 538 $\mu\mu$	bei der Wellenlänge II = 493 $\mu\mu$		für die Wellenlänge I	für die Wellenlänge II			
18 Stunden	+ +	3,0	3,0	$\alpha_1 = 51^0\,48'$ $\alpha_2 = 38^0\,12'$	$\alpha_1 = 67^0\,30'$ $\alpha_2 = 24^0$	2	$\varepsilon = 0{,}10457$	$\varepsilon = 0{,}3671$	Br = 3,45 Bv = 3,45	6,90	230,0
7 Tage	+ + + +	2,0	5,0	$\alpha_1 = 45^0\,6'$ $\alpha_2 = 40^0\,12'$	$\alpha_1 = 72^0\,12'$ $\alpha_2 = 14^0$	2	$\varepsilon = 0{,}03732$	$\varepsilon = 0{,}54832$	Br = 10,91 Bv = 1,62	12,53	626,5
12 Tage	+ + + +	2,0	4,0	$\alpha_1 = 47^0\,12'$ $\alpha_2 = 41^0$	$\alpha_1 = 68^0\,48'$ $\alpha_2 = 20^0\,54'$	2	$\varepsilon = 0{,}04711$	$\varepsilon = 0{,}4147$	Br = 7,0 Bv = 1,85	8,85	442,5
60 Tage	+ +	4,0	3,0	$\alpha_1 = 46^0\,54'$ $\alpha_2 = 42^0\,48'$	$\alpha_1 = 67^0$ $\alpha_2 = 25^0\,6'$	2	$\varepsilon = 0{,}0311$	$\varepsilon = 0{,}3508$	Br = 4,62 Bv = 0,87	5,19	137,25

Kind Richter. Geburtsgewicht 3200 g. Ikterus prolongatus 7 Wochen lang. Pylorusspasmus. Exitus. 2 Monate alt.

Alter bei der Blutentnahme	Ikterus	Blut entnommen ccm	Chloroformmenge ccm	Abgelesene Winkel		Schichtdicke cm	Extinktionskoeffizient		Bilirubin (Br) u. Biliverdin (Bv)	Gallenfarbstoff (Br + Bv)	Gallenfarbstoff in 100 ccm Blut
5 Wochen	+ +	4,0 Plasma leicht grünlich	4,0	$\alpha_1 = 48^0\,12'$ $\alpha_2 = 43^0\,18'$	$\alpha_1 = 76^0\,24'$ $\alpha_2 = 16^0\,54'$	2	$\varepsilon = 0{,}03720$	$\varepsilon = 0{,}56785$	Br = 10,37 Bv = 1,22	11,59	289,75